ZEITGESCHICHTLICHE BIBLIOTHEK

Band 4

Hermann Arnold

Medizin und Ethik

Problemfeld Eugenik

Herausgegeben von der
Zeitgeschichtlichen Forschungsstelle Ingolstadt

MUT-Verlag ASENDORF

Die Bände der ZEITGESCHICHTLICHEN BIBLIOTHEK
werden von der Zeitgeschichtlichen Forschungsstelle Ingolstadt
herausgegeben und lektoriert von
Karl-Theodor Kieser.

Bahnhofstraße 1 * D-2811 Asendorf * Tel.: 04253/566

Druck und Bindearbeit:
Adam Prettenhofer GmbH + CoKG, Eystrup/Weser
Printed in Germany
ISBN 3-89182-029-1

Inhalt

Vorwort des Herausgebers

Die Eugenik ist *„ein Kind des Darwinismus"* und bezeichnet *„die Erforschung und Pflege der menschlichen Erbgesundheit. Der Name stammt von F. Galton (1883) und wurde zuerst in England gebraucht. Eugenische Maßnahmen sollen die Auswirkungen krankhafter Erbanlagen einschränken und die Entwicklung gesunder fördern (qualitative Bevölkerungspolitik)"*.

Schon diese Auskunft des dtv-Lexikons macht deutlich, daß die Eugenik kein ausschließlich deutsches, sondern ein alle Völker und Staaten berührendes Problem ist.

Der Bundestag wird sich in dieser Legislaturperiode mit der Wiedergutmachung von Sterilisationen aus eugenischer Indikation befassen. Die vorliegende Abhandlung will durch sachgerechte Information dazu beitragen, das sensible Thema von Emotionen freizuhalten. Sie legt die Entwicklung der Eugenik als Idee dar, beschreibt ihre Praxis, löst die Fakten von sachfremden Unterstellungen und hält so Grundlagen für ideologiefreie Entscheidungen bereit.

Ihr Verfasser, Professor Dr. med. Hermann ARNOLD (1912), Medizinaldirektor i. R., war Amtsarzt. Er ist Arzt für öffentliches Gesundheitswesen und für Arbeitsmedizin sowie Professor für Sozialhygiene an der Universität des Saarlandes. Er veröffentlichte eine Reihe wesentlicher Arbeiten zu Themen der Bevölkerungswissenschaft.

Ingolstadt, im Januar 1988

Dr. Alfred Schickel
Leiter der Zeitgeschichtlichen Forschungsstelle Ingolstadt

Einführung in das Thema

Zweifellos ist die Eugenik durch den Nationalsozialismus kompromittiert. Da sie aber weder auf jene historische Periode noch auf Deutschland beschränkt war, kann die Ausdeutung ihrer Absichten und Handlungen nicht ausschließlich auf Erfahrungen während der nationalsozialistischen Gewaltherrschaft gegründet werden. „*Abgesehen davon, daß keine Generation, nur weil sie jünger ist, schon das Recht hat, über eine andere Gericht zu halten: Es ist doch selbstverständlich, daß die Handlungsweise eines Menschen, ebenso wie das, was er denkt und wie er die Szene sieht, nicht ablösbar sind von der Epoche, die seine Sicht, sein Denken und sein Tun bestimmte.*" Dieses Hochhut'sche Votum darf auch in Anspruch genommen werden für einen Versuch, die Entwicklungslinien der Eugenik in Deutschland — als Idee und Praxis — nachzuziehen. Er soll den Wurzeln eines Phänomens, das in das Schicksal von Hunderttausenden eingegriffen hat, nachspüren, widersprüchliche Bewertungen rapportieren, politisch-ideologische Implikationen hervorheben, über Nachwirkungen und Fortsetzungen berichten, die möglicherweise über die Gegenwart hinausweisen. Das Thema soll der parteilichen Willkür entzogen und es sollen Fakten verfügbar gemacht werden, die die Diskussion versachlichen.

Paßt ein solches Unterfangen in die Gegenwart? Wir meinen, es sei darüber zu sprechen, ehe die Zeitgenossen des „*Dritten Reiches*" gestorben sind. Schon ist der zeitliche Abstand von der „*Erbgesundheitspflege*" so groß, daß die

Ideen ihrer Epoche nicht mehr nachempfunden werden können, was — je nach Standort — zu globaler Schuldzuweisung oder zum Verdrängen und zum Freispruch verlockt. Binnen weniger Jahrzehnte hat sich die Bedeutung einst im Schrifttum gängiger Begriffe so geändert, daß allein schon ihre Abklärung erhellend wirken kann.

Ist Eugenik bloße Reminiszenz? Offiziell ist sie 1945 *„gestorben"*, doch wird sie unter Ärzten wieder unbefangen diskutiert. Pfeiffer erklärte sie 1985 weder für illegitim noch für unmoralisch. Von einem Wiedererstehen der nationalsozialistischen *„Erbgesundheitspflege"* zu reden, wäre dennoch verfehlt, denn diese ist tatsächlich indiskutabel. Wenn heute wieder von Eugenik gesprochen wird, so keinesfalls im Sinne von staatlich organisierter Zwangssterilisierung, sondern von Bedenken über und Verantwortung für neuere Entwicklungen, die sich aus Fortschritten der Wissenschaft, der menschlichen Reproduktion ergeben. Im gleichen Maße, wie die pränatale Diagnostik den Zugriff eines zuvor blinden Schicksals lockert, erzwingt sie schwerwiegende menschliche Entscheidungen. Wie etwa werden sie auf längere Sicht den generativen Prozeß beeinflussen, wenn die Eltern über Leben oder Tod der Ungeborenen entscheiden? *„Welche Leiden reichen dann aus für den Tötungsentscheid?"*, fragte unlängst der parlamentarische Staatssekretär Erhard (CDU). Wenn demnächst der Streit über diese Problematik anhebt, wird die Vergangenheit der Eugenik in den Zeugenstand gerufen werden. Was das politische Scherbengericht bisher geleistet hat, kann zur Klärung wenig beitragen, da es zu Verkürzungen neigt, die den Charakter von Verfälschungen annehmen können. Die Gefahr ist groß, daß die Diskussion damit vergiftet wird. Das Thema ist mit Affekten befrachtet. Sine ira et studio ist darüber zu sprechen, ehe sie mobilisiert sind.

Wir Späteren sollten nicht immer meinen, wir hätten alles besser gemacht, weil wir weiter gedacht hätten. Ploetz, der

Erzvater der Eugenik in Deutschland, Sozialist seines Herkommens, hat schon in seiner ersten Schrift im Jahre 1895 ganz klar gesehen, daß „*das demokratisch-humanistische Ideal es ist, welches sich den reinen Rassenforderungen (d. h. eugenische Forderungen) in immer wachsendem Maße entgegensetzt. Es gehört keine große Phantasie dazu, sich auszumalen, wieviel Unterdrückung und Jammer mit der Durchführung dieser Forderungen verknüpft sein würden ... Die etwa mögliche Vereinbarung der socialistisch-humanen Forderungen mit denen der Rassenhygiene wäre ... von der grundlegendsten Bedeutung für die fernere Entwicklungsrichtung der menschlichen Gesellschaft ...*"

Bemerkungen zur Frühgeschichte der Eugenik

Die neuzeitliche Eugenik nahm ihren Anfang mit der Erkenntnis Darwins, daß in der Selektion die entscheidende Ursache der Evolution liegt. Dachte er zunächst an Selektion durch unterschiedliche Sterblichkeit, so später, vor allem bei der Anwendung auf den Menschen, an die geschlechtliche Zuchtwahl. Zeitgenossen, die die Darwin'schen Erkenntnisse für richtig hielten und zudem überzeugt waren, soziale und wirtschaftliche, medizinische und humanitäre Fortschritte würden die natürliche Auslese weitgehend ausschalten, wollten diesem Prozeß entgegenwirken durch die Bevorzugung gesunder, leistungsfähiger Menschen bei der Fortpflanzung. Ihren Bestrebungen gab Galton 1883 den Namen: Eugenik. Er definierte sie als „*the science of improving the stock*", später als „*the study of agencies under social control that may improve or impair the racial qualities of future generations, either physically or mentally*". Schon Plato und nach ihm viele andere haben eugenische Vorstellungen entwickelt. Den Anspruch, als Wissenschaft anerkannt zu werden, konnte die Eugenik aber erst erheben, als die Vererbungsgesetze wiederentdeckt waren und die Humangenetik ihre Methodik entwickelt und Ergebnisse vorzuweisen hatte.

Konflikte haben die Eugenik von Anfang an begleitet. Worüber in ihren ersten vierzig Jahren gestritten, welche skurrilen Ideen erdacht wurden, lohnt langatmiges Referieren nicht. Allzu leicht könnte es sich verlieren im Gestrüpp veralteter Begriffe, die in dieser Schrift zu klären sind, um dem Mißverständnis oder vorsätzlicher Fehldeutung zu begegnen.

Die Umsetzung eugenischer Programme in die Praxis samt operativer Unfruchtbarmachung ist keine Erfindung der Nationalsozialisten. Der Medizinalrat Naecke aus Colditz wollte schon 1889 gewisse Klassen von „*Entarteten*" sterilisieren. Solche Forderungen fanden erst nach dem Ende des Ersten Weltkriegs Gehör.

Der Zwickauer Kreisarzt Boeters begann 1921 mit Sterilisationen. 1925 berichtete er bereits über 63 solcher Fälle. Am 1.11.1923 begann er für die operative Unfruchtbarmachung aus eugenischer Indikation in der Ärzteschaft zu werben: mit einem Artikel in einer lokalen Standeszeitschrift, den er wenig später als Aufruf an die deutsche Ärzteschaft hinausgehen ließ. Die Resonanz soll zwar lebhaft, die Reaktion aber uneinheitlich und im Prinzip ablehnend gewesen sein (Novak), was den Sächsischen Landesgesundheitsrat aber nicht davon abhielt, schon am 7. Mai 1924 dem Sächsischen Landtag einen Gesetzentwurf vorzulegen, der die Sterilisierung von Geisteskranken, Schwachsinnigen und „*Verbrechern aus Anlage*" gestatten sollte, wenn die Einwilligung des zu Sterilisierenden oder seines gesetzlichen Vertreters vorliege.

Behördliches Entgegenkommen ermutigte Boeters. Als er 1925 einen Landstreicher gegen dessen Willen per Entmündigung hatte sterilisieren lassen, wurde ihm als Kreisarzt der Vollzug der Unfruchtbarmachung von der Staatsanwaltschaft nachträglich amtlich mitgeteilt. Auf solche Weise bestärkt, unterbreitete er am 18. Oktober 1925 dem Reichstag den Entwurf eines Gesetzes über „*Die Verhütung unwerten Lebens durch operative Maßnahmen*" („*lex Zwickau*"). Er lautete:

„*1. Kinder, die bei ihrem Eintritt in das schulpflichtige Alter wegen angeborener Blindheit, angeborener Taubheit,* wegen Epilepsie oder Blödsinn als unfähig erkannt werden, am normalen Volksschulunterricht mit Erfolg teilzunehmen, sind baldmöglichst einer Operation zu unterziehen, durch welche die Fortpflanzungsfähigkeit beseitigt wird. Die für die innere Sekretion wichtigen Organe sind zu erhalten. (Sterilisierung.)

2. Geisteskranke, Geistesschwache, Epileptiker, Blindgeborene, Taubgeborene und moralisch Haltlose, die in öffentlichen oder privaten Anstalten verpflegt werden, sind vor einer Entlassung oder Beurlaubung zu sterilisieren.

3. Geisteskranke, Geistesschwache, Epileptiker, Blindgeborene und Taubgeborene dürfen erst nach erfolgter Unfruchtbarmachung eine Ehe eingehen.

4. Frauen und Mädchen, die wiederholt Kinder geboren haben, deren Vaterschaft nicht feststellbar ist, sind auf ihren Geisteszustand zu untersuchen. Hat sich erhebliche Minderwertigkeit ergeben, so sind sie entweder unfruchtbar zu machen oder bis zum Erlöschen der Befruchtungsfähigkeit in geschlossenen Anstalten zu verwahren.

5. Strafgefangenen, deren erbliche Minderwertigkeit außer Zweifel steht, ist auf ihren Antrag ein teilweiser Straferlaß zu gewähren, nachdem sie sich freiwillig einer unfruchtbar machenden Operation unterzogen haben. Das gerichtliche Verfahren gegenüber Sittlichkeitsverbrechern wird durch ein besonderes Gesetz geregelt.

6. Die Eingriffe dürfen nur von solchen Ärzten ausgeführt werden, die in Chirurgie und Frauenheilkunde genügend ausgebildet sind und über alle erforderlichen Hilfsmittel verfügen. Operation und Nachbehandlung sind für Minderbemittelte kostenlos.

7. Die Sterilisierung vollwertiger Menschen wird wie schwere Körperverletzung bestraft.

8. Die Handhabung des Gesetzes wird durch eine Ausführungsverordnung geregelt."

Boeters lieferte zugleich die Ausführungsbestimmungen für seinen Gesetzentwurf:

„§ 1. Kein im schulpflichtigen Alter stehendes Kind darf der Untersuchung auf etwa vorhandene Mängel im Sinne von § 1 des Gesetzes entzogen werden.

§ 2. Die Sterilisierung (St.) wird in den Fällen des § 1 von der Schulaufsichtsbehörde, des § 2 von der Anstaltsleitung, des § 4 vom Jugendamt beantragt und von der Medizinalbehörde beschlossen.

§ 3. Der Beschluß wird dem gesetzlichen Vertreter der zu sterilisierenden Person zugestellt. Ist ein gesetzlicher Vertreter nicht vorhanden, so wird ein solcher bestellt.

§ 4. Der gesetzliche Vertreter kann binnen 2 Wochen (vom Tage der Zustellung ab gerechnet) durch Anrufung des Amtsgerichts Widerspruch erheben.
Das Amtsgericht entscheidet nach Anhörung:
a) der Gemeindebehörde,
b) soweit tunlich der nächsten Angehörigen der zu sterilisierenden Person,
c) eines Sachverständigen für Erblichkeitsforschung,
d) und im Falle des § 1 auch noch der bisherigen Lehrer des Kindes.

§ 5. Gebühren und Auslagen für das Verfahren (auch in der Beschwerdeinstanz) werden von Minderbemittelten nicht erhoben.

§ 6. Die St. erfolgt alsbald nach Eintritt der Rechtskraft des Beschlusses.

§ 7. Personen, die nur zum Zwecke der Beobachtung aufgenommen worden sind, gelten nicht als Verpflegte im Sinne von § 2 des Gesetzes. Als Beurlaubung gilt auch die Überweisung in Familienpflege. Der Vorschrift des § 2 unterliegen auch solche Verpflegte, die wiederholt aus der Anstalt entwichen sind und denen man weitere eigenmächtige Beurlaubungen zutrauen darf.

§ 8. Jeder Anmeldung zum Eheaufgebot sind beizufügen:

a) polizeiliche Führungszeugnisse für die letzten fünf Jahre,

b) die Schulabgangszeugnisse,

c) auf besonderen Vordrucken erteilte Auskünfte über die Erblichkeitsverhältnisse. Daß die Angaben nach bestem Wissen und Gewissen gemacht worden sind, bedarf der Versicherung an Eides Statt.

Ferner hat der Standesbeamte Auskünfte der Strafregisterbehörden herbeizuziehen.

Ergibt sich bei einem Verlobten die Annahme eines Mangels der in § 3 des Gesetzes bezeichneten Art, und ist seine St. nicht nachgewiesen, so übersendet der Standesbeamte die Akten dem zuständigen Medizinalbeamten zur gutachtlichen Äußerung.

Erachtet dieser die Annahme für begründet, so hat der Standesbeamte die Eheschließung abzulehnen und die anderen für das Aufgebot zuständigen Standesämter zu benachrichtigen.

Die Ablehnung wird dem betreffenden Verlobten zugestellt: Er kann binnen sechs Wochen durch Anrufung des Amtsgerichts Widerspruch erheben. Das weitere Verfahren richtet sich nach § § 4 und 5 dieser Ausführungsverordnung.

§ 9. Erbliche Minderwertigkeit im Sinne des § § 4 und 5 des Gesetzes ist insbesondere anzunehmen bei Trunksucht, Morphium- oder Kokainmißbrauch, unverbesserlicher Arbeitsscheu, sowie bei Landstreichern und Zigeunern.

§ 10. Jeder bei einer St. mitwirkende Arzt hat über den Anlaß zu der Operation und ihren Gang, sowie über den Entlassungsbefund an den örtlich zuständigen Medizinalbeamten in doppelter Ausfertigung zu berichten. Dieser bewahrt das eine Schriftstück zwanzig Jahre lang auf und leitet das andere an das Reichsministerium des Innern weiter.

§ 11. Eingriffe zu Heilzwecken werden durch § 7 des Gesetzes nicht berührt."

So menschenverachtend abstrus diese Gesetzespläne auf uns Heutige auch wirken, Boeters war kein *„Vorkämpfer für diese rassistische Zwangsmedizin"* (Haas). Er zielte auf das Interesse des Staates an der Vermeidung von Belastung durch Erbkranke und ließ keinen Zweifel daran, daß er importiertes Gedankengut weitergab. Ausdrücklich bekannte er, das Prinzip der unmittelbaren Eugenik samt Sterilisierung aus den Vereinigten Staaten nach Deutschland verpflanzt zu haben. Rasch schlug es hier Wurzeln: In seiner 1927 erschienenen *„Lehre von der Vererbung"* befürwortete Goldschmidt die Sterilisierung von Schwachsinnigen.

Der Zeitgeist

Das Heranwachsen der naturwissenschaftlichen Medizin weckte ein lebhaftes Interesse an medizinischen und paramedizinischen Themen.

Findige Publizisten vermarkteten in gleicher Weise die neuen Erfolge der Wissenschaft wie die Lehren der Außenseiter. Es entstand eine volkstümliche *„Gesundheitsbewegung"* ideologischen Charakters, die bis heute fortdauert. In das Gemisch von Halbwissen und gläubiger Selbsttäuschung, das hier Anklang fand, konnte die *„geisteswissenschaftliche"* Gesamtschau Gobineaus bzw. Chamberlains eingehen. Halbbildung war von jeher der beste Nährboden für Ideologien! *„Erleuchtete"*, die sich *„Völkische"* nannten, drängten Anfang der 1920er Jahre in die politische Arena. Sie hatten personelle Querverbindungen auch zur *„Rassenhygiene"*, doch blieb ihr Einfluß in deren Fachgesellschaften im allgemeinen gering. Nur in München, wo ein radikaler Völkischer, der medizinische Verleger Lehmann, wirkte, gelang ihnen in der Gesellschaft für Rassenhygiene ein tieferer Einbruch.

In Lehmanns Verlag erschienen 1925 in deutscher Übersetzung zwei Werke, die die Entwicklung in Deutschland erheblich beeinflußt haben dürften: Madison Grant, *„Der Untergang der großen Rasse"* und Lothar Stoddard, *„Der Kulturumsturz. Die Drohung des Untermenschen"*. Hitler könnte das Manuskript der deutschen Übersetzung des Stoddard'schen Buches, das bereits 1922 in den USA erschienen war, gekannt haben. Als er 1924 seinen „Kampf" schrieb, stand er doch in enger Beziehung zu Lehmann. Boeters wird es wohl im Urtext gelesen haben.

Stoddard bestätigte den Völkischen, die Niederlage und Niedergang ihres Vaterlandes durch überhöhte Selbstwertvorstellungen zu kompensieren suchten, daß sie im Besitz des wahren Glaubens seien, drängte sie aber zugleich in die Ecke der Sektierer. Die in den Fachgremien, in der Ärzteschaft und in der politischen Führungsschicht gepflogenen eugenischen Vorstellungen konnten sie nicht beeinflussen. Die 1928 in Berlin gehaltene Rektoratsrede des Internisten His, eines gebürtigen Schweizers, gibt Aufschluß, was in diesen Kreisen zu dieser Zeit in der Eugenikdiskussion konsensfähig war.

Nach einem Resumee der Entwicklung der Genetik und der Erbbiologie des Menschen führte His aus: *„Geistige Fähigkeiten und soziale Gesinnung waren von jeher Substrat der Erziehung und Gewöhnung und haben als besonders bildsam gegolten. Die Begründer des Naturrechts und der modernen Demokratie haben ja eigentlich darauf ihre Lehren und Zukunftshoffnungen gebaut. Die Vererbungsforschung untergräbt ihren Boden. ... Für den Philosophen der Aufklärung war das Thema: der Mensch, für die Neueren: die Menschen. ... Sieht man ... das Einzelwesen als Erzeugnis ungezählter vorausgegangener Geschlechter und schicksalsverknüpft mit seiner eigenen Nachkommen-*

schaft, dann wächst die Aufgabe der Gesellschaft über die Gegenwart hinaus in die Zukunft; die Hygiene wird zur... Eugenik.... Sobald es um die Zukunft des Menschengeschlechts geht, treten alle Arten von Weltverbesserungsideen hervor, und nicht immer ist der gute Wille mit Kenntnis und Sachlichkeit gepaart.... der Traum der Höherzüchtung einer Familie, eines Geschlechts, eines Volkes ist unerfüllbar.... Daher muß die Eugenik auf unerfüllbare Hoffnungen verzichten, es bleiben ihr noch genug wichtige Aufgaben."

Nachdem er Galton's Prinzipien und ein davon abgeleitetes, aktuelles eugenisches Programm dargelegt hatte, fuhr His fort: *„Vergleicht man diese Programme und die Mehrzahl der eugenischen Schriften, so fällt die Einseitigkeit auf, mit der auf die Intelligenz geachtet wird.... der intelligente Arbeiter oder Landmann... braucht eine andere Art von Intelligenz als der Gelehrte. (... wir) brauchen auch nicht einen Idealmenschen..., sondern Menschenschläge, die... zweckmäßig angepaßt sind.... Nicht darum handelt es sich, aus einer zufälligen Mannigfaltigkeit die passendsten herauszufinden, sondern diese Mannigfaltigkeit so zu ordnen, daß die Wahrscheinlichkeit, gewisse Eigenschaften hervorzubringen, gesteigert wird.... Fallen muß freilich das Dogma von der natürlichen Gleichheit der Menschen..., anerkannt werden muß der Wert der Einzelpersönlichkeit; auf ihr ruht jede Möglichkeit des Fortschritts wie des Rückschritts. Das sind nun einmal Naturgesetze; eine Lehre, die contra naturam aufgestellt ist, kann auf die Dauer nicht bleiben; sie richtet sich selbst oder die Gesellschaft zugrunde.... jedes System, das auf die Gleichheit der Menschen aufgebaut ist, das den Begabten und Hochstrebenden hemmt, den Minderwertigen und Trägen begünstigt, muß notwendig zum Unheil führen... verzweifeln wir nicht, und tue jeder das Seine."*

In His' Rede fehlt jeder Bezug auf die Rassenideologie und auch auf die Gesetzesinitiative Boeters, aber sie setzt bereits Axiome der egalitären Demokratie dem Zweifel aus. Den politischen Vorstellungen der bürgerlichen Oberschicht kam er damit entgegen. Deren politisches Gewicht schwand in der Weltwirtschaftskrise, und zugleich unterlagen bis dahin kaum bestrittene ethische Normen einer von der Not diktierten Relativierung. Die Sozialpolitik, von der öffentlichen Armut schwerstens gefordert, suchte Hilfe bei der Eugenik. Die Zahl der Arbeitslosen stieg von 1,8 Millionen im Jahre 1929 auf 5,6 Millionen 1931; das Steueraufkommen pro Kopf der Bevölkerung sank von 65 RM auf 27 RM 1930. *„Durch das Problem der öffentlichen Kosten erfolgte der Schwenk vom sozialhygienischen auf das rassenhygienische Paradigma ...*" (Labisch). Die Notwendigkeit eugenischer Maßnahmen (d. h. Sterilisationen) wurde nun mit der Kostspieligkeit der Anstaltspflege begründet, was allerdings nicht neu war, denn bereits im Mai 1920 hatte das Preußische Ministerium für Wohlfahrt einen *„Beirat für Rassenhygiene"* berufen, von dem es erwartete, er könne durch Eugenik hartnäckige soziale Probleme lösen. Goldschmidt, einst Mitglied dieses Gremiums, nennt aus seiner Erinnerung als Aufgabe des Gremiums die *„Vorbereitung von Gesetzen über Gegenstände wie Abtreibung, Hilfe für große Familien, Sterilisierung von geistig Defekten und so fort"*.

Verallgemeinert läßt sich sagen: Waren die öffentlichen Kassen leer, suchten Sozialpolitiker billigere Möglichkeiten politischen Handelns bei Eugenikern. Das Fortschreiten der Weltwirtschaftskrise ließ die finanzielle Belastung durch Anstaltsversorgung so drückend erscheinen, daß die Forderung nach Sterilisierung Erbkranker sich ausbreitete. Novak bemerkt zutreffend, *„daß man weithin in einem völkisch akzentuierten Ganzheitsdenken befangen war. Das Recht des einzelnen auf die Unverletzlichkeit seines Leibes trat dabei ungebührlich in den Hintergrund"*. Zur geistigen Atmosphäre in der späten Weimarer Zeit bemerkt Weindling, die Eugenik habe Biologie, Medizin und Sozialpolitik auf bemerkenswerten Wegen durchtränkt gehabt; die Ansicht habe sich herausgebildet, daß die biologischen Gesetze von Entwicklung, natürlicher Auslese und Vererbung einen neuen Bestand von Normen liefern könnten, auf die sich Gesetzgebung und sozialökonomisches Planen gründen ließen. Die Nationalsozialisten seien lediglich eine der Gruppen gewesen, die den Umschwung der öffentlichen Meinung verstärkten.

Daß die Ärzteschaft für eine mittels Sterilisation praktizierte Eugenik gewonnen wurde, ist zwar durch die allgemeine breite Akzeptanz während der Weltwirtschaftskrise beschleunigt worden, sie hatte aber doch einen wesentlich längeren Entwicklungsgang durchgemacht. In den Mitgliedslisten der Ortsgruppen der Internationalen Gesellschaft für Rassenhygiene von 1913, die Labisch mitteilt, lesen wir die Namen nicht weniger akademischer Lehrer, die damals die zwei Jahrzehnte später praktizierenden Ärzte ausgebildet haben. Sie haben in ihrem Berufsstand der gesetzlichen Regelung eugenischer Sterilisierung den Boden bereitet, noch ehe die Rassenideologie sich in die Öffentlichkeit drängte.

Eugenische Vereinigungen

Vor dem Ersten Weltkrieg hatte die „*Deutsche Gesellschaft für Rassenhygiene*" zwar nur eine bescheidene Zahl von Mitgliedern aufzuweisen, unter diesen aber eine erstaunliche Prominenz: Gerhard Hauptmann gehörte ihr an, Ernst Haeckel war Ehrenmitglied (Straaß). In den 1920er Jahren waren die jüdischen Wissenschaftler Richard Goldschmidt und Hermann Poll in der Gesellschaft führend tätig. Chajes und Löwenstein sind hier ebenfalls zu nennen.

Ab 1924 hatte die Gesellschaft Zulauf; sie kam bis 1929 auf 600 Neuaufnahmen. Der Jesuitenpater Muckermann hat zu dieser Zeit zahlreiche neue Ortsgruppen ins Leben gerufen. Er bewirkte 1931 auch ihre Vereinigung mit dem „*Bund für Volksaufartung und Erbkunde*", den der Ministerialrat Ostermann 1925 gegründet und den das Reichsinnenministerium als „*breite eugenische Bewegung, frei von jeder politischen und konfessionellen Einstellung und auch frei von sonder-rassischen Bestrebungen*" gefördert hatte. Bei diesem Zusammenschluß wurde dem Namen der „*Deutschen Gesellschaft für Rassenhygiene*" in Klammern das Wort „*Eugenik*" hinzugefügt, um zu signalisieren, daß man Rassenhygiene ohne den Ballast der Rassenkunde betreiben wolle. Dieser Zusatz wurde 1933 gestrichen; die Eugeniker alten Stils wurden ausgeschlossen und die Grenze zur Rassenkunde verwischt (Labisch).

Staatliche Förderung der „Rassenhygiene"

Die „*Deutsche Gesellschaft für Rassenhygiene (Eugenik)*" ist seit 1922 vom Preußischen Ministerium für Volkswohlfahrt laufend finanziell unterstützt worden. Dem „*Bund für Volksaufartung*" sind ab 1925 jährlich 6.000,- bis 10.000,- Reichsmark zugewendet worden. Minister war von 1921 bis 1932 der Zentrumsabgeordnete Hirtsiefer, der 1928 seinen Parteifreund Schopohl zum Leiter der Gesundheitsabteilung des Ministeriums bestellte. In den Jahren 1930 bis 32 hat dieser die Eugenikdiskussion im Landesgesundheitsrat dirigiert (Weindling). Ab 1926 ließ Hirtsiefer in Preußen Eheberatungsstellen einrichten; 1927 waren 100 solcher Stellen in Funktion (Labisch).

Über die Zentrumsparteien liefen auch die Fäden zur Finanzierung des Kaiser-Wilhelm-Instituts für Erbbiologie, womit Muckermann 1927 befaßt war. Während er bei der Industrie wenig Entgegenkommen fand, konnte er dank guter Beziehungen zum bayerischen Ministerpräsidenten reichliche Zuwendungen aus staatlichen Fonds erwirken.

Bereits 1925 wurden in Sachsen — Preußen folgte 1927 — erbbiologische Karteien eingerichtet, *„um eine auf soziale Probleme gerichtete Vererbungswissenschaft zu schaffen"* (Weindling). Insoweit war den Bemühungen Boeters' also doch ein Teilerfolg beschieden.

Das Kaiser-Wilhelm-Institut für Erbbiologie

Das Kaiser-Wilhelm-Institut für Anthropologie, Menschliche Erblehre und Eugenik in Berlin-Dahlem (= KWI) war seit 1927 die wissenschaftliche Zentrale der Eugenik im Deutschen Reich, was uns zu näherer Betrachtung seiner Entstehung, seiner personellen Besetzung und seiner Aktivitäten nötigt. Seine Anfänge reichen zurück bis 1914. Als Abderhalden 1922 die Errichtung eines solchen Instituts forderte, trat ihm der *„Ausschuß für Rassenhygiene und Bevölkerungspolitik"* des Preußischen Landesgesundheitsrats zur Seite. Der Reichsminister des Inneren lud für den 4. Januar 1923 zu einer Sitzung, die über diese Frage verhandeln sollte. Weindling meint, dieser Ursprung sowie der deutliche Zusammenhang würden von Autoren, die das Institut als Vorläufer der nationalsozialistischen Rassenpolitik betrachten, allgemein übersehen. Die spätere Bedeutung des KWI habe darin bestanden, daß es eine neue Phase des Vertrauens in die Wissenschaft der Eugenik markierte. Während vorher die Gesetzgebung gehemmt gewesen sei durch Zweifel, ob es eine hinreichend tragfähige wissenschaftliche Basis für Eugenik gäbe, hätten nun die Zuversicht und

Dynamik des Instituts viel dazu beigetragen, solche Zweifel zu zerstreuen.

Die Rolle des KWI in der eugenischen Bewegung der späteren Weimarer Zeit spiegelt sich in seinen Jahresberichten. Das am 15. September 1927 im Anschluß an den eben in Berlin tagenden Internationalen Vererbungs-Kongreß eröffnete Institut begann seine Arbeit mit der Untersuchung von Zwillingspaaren an Berliner Schulen durch v. Verschuer und mit einer eugenischen Studie Muckermanns. Als weitere Arbeiten aus dem Institut vermerkt der erste Jahresbericht u. a.: v. Verschuer, O., *„Beitrag zur Frage der Konstitution und Rasse sowie der Konstitutions- und Rassengeographie Deutschlands"*; Fischer, E., *„Rasse und Vererbung in ihrer Bedeutung für Volk und Wirtschaft"*.

1928/29 waren bereits fünfzehn *„Gelehrte"* im Institut tätig. Muckermann publizierte über *„Rassenforschung und Volk der Zukunft"* und *„Eugenik und Katholizismus"*. — Der Bericht für 1929/30 erwähnt *„eine große Anzahl Vorträge, die vor allem und mit der größten Aufopferung Dr. Muckermann hielt, dann auch Professor Fischer und Dr. v. Verschuer, alle zu dem Zweck, dem Gedanken der Eugenik im ganzen Volk, vor allem in den politisch und gesetzgeberisch einflußreichen Kreisen die ihm gebührende Geltung zu verschaffen. Das Institut führt den Kampf um die qualitative Besserung der Volksvermehrung bewußt durch. Als besonderer Erfolg darf gebucht werden, daß das Preußische Ministerium für Volkswohlfahrt die Institutionsleitung um die Abhaltung eines Unterrichts- und Fortbildungslehrgangs für preußische Medizinalbeamte ersucht hat. Fünfzig solche Herren wurden dazu entsandt . . ."*

1930/31 waren bereits 28 *„Gelehrte"* im Institut tätig. *„Das Hauptgewicht der Forschungen des Instituts lag auf dem Vererbungsgebiet."* Das Preußische Ministerium für Volkswohlfahrt hatte einen zweiten Kurs für Amtsärzte abhalten lassen. *„Der umfangreichen Vortragstätigkeit Professor*

Muckermanns und teilweise Professor Fischers ist die Gründung einer ganzen Anzahl eugenischer Gesellschaften in allen Teilen Deutschlands zu danken, deren Tätigkeit für die Behebung der eugenischen Schäden in unserem Volk (Anstieg der Geisteskranken und Schwachsinnigen, Geburtenrückgang der Erbgesunden) hoffentlich von ausschlaggebender Bedeutung sein wird. Die vom Institut gegründete neue Zeitschrift ‚Eugenik' … dient derselben Absicht."

Im Jahresbericht 1931/32 bemerkte Fischer, eugenische Propaganda liege im Begriff der Eugenik und damit im Aufgabenbereich der eugenischen Abteilung; die Verbindung zwischen Ergebnissen der Erblehre und praktischen Maßregeln der Bevölkerungspolitik sei herzustellen. *„Zahlreiche Sitzungen mit Regierungsvertretern und Parlamentariern dienten diesem Zweck. Die Ernennung von uns beiden* (Fischer und v. Verschuer?) *in den Preußischen Gesundheitsrat …, eine eugenische Resolution des Preußischen Staatsrates und eine bevorstehende Sitzung des Preußischen Gesundheitsrates mit der einzigen Tagesordnung Eugenik sind die sichtbaren Ergebnisse."*

Der Jahresbericht 1932/33 gebrauchte erstmals den Begriff *„Rassenhygiene"*, um *„auf die gerade heute im Vordergrund des Interesses stehenden Forschungen auf dem Gebiet der Eugenik (Rassenhygiene)"* hinzuweisen. Wiederum hatte im Auftrag von Ministerien ein Lehrgang über menschliche Erblehre und Eugenik im Institut stattgefunden. *„Die gesamten Fragen der menschlichen Erblehre und einer eugenischen Bevölkerungspolitik sind heute für unser Volk so brennend, dieses Institut auch international so einzigartig …"*, versicherte Fischer.

„Mangel an Mitteln" ließ 1933/34 zwar neue Arbeiten nicht zu, doch für das nächste Rechnungsjahr war dem Institut die Erhöhung des Etats bereits zugesagt. Für Ärzte, Medizinalbeamte und Amtsrichter wurden sieben Kurse abgehalten, *„Besucherzahl zwischen 100 und 200"*, *„aber diese Einstel-*

lung des Instituts in die dringenden Forderungen des neuen Staates nach sachgemäßem Unterricht war unbedingt nötig. ... Die Mitgliedschaft zu einer Anzahl beratender Körperschaften mußte aus den vorhin erwähnten Gründen angenommen werden. ... Im Berichtsjahr schied Professor Muckermann als Abteilungsleiter auf Wunsch des Reichsinnenministeriums aus seiner Stellung aus. ... Er wird in den Annalen des Instituts nicht vergessen werden."

1934/35 wurde die Arbeit des Instituts *„aufs Tiefste beeinflußt durch die politische Entwicklung des Reiches, indem die vom Institut vertretenen Wissenschaften als Grundlagen der heutigen Bevölkerungspolitik zu ungeahnter praktischer Bedeutung gelangten. ... Sehr zahlreich sind die von allen verlangten Gutachten, vor allem Rassengutachten für die Reichsstelle für Sippenforschung des Reichsinnenministeriums. ... Es darf ehrlich gesagt werden, daß wir alle manchmal seufzten, soviel Zeit und schwere und verantwortungsvolle Arbeit leisten zu müssen, die der wissenschaftlichen Forschung abgeht. Aber es ist in der heutigen Zeit nötig und wir versagen uns ihr nie. ... Erfreulich ist die Zunahme wissenschaftlicher Mitarbeiter, größtenteils Ärzten, vom Inland, dann von Spanien, Ungarn, Norwegen, Prag (deutsch) und Indien."*

Der im Oktober 1935 erstattete Halbjahresbericht verzeichnet 54 am Institut arbeitende *„Gelehrte"*. Frhr. v. Verschuer war als Ordinarius für Erbbiologie und Rassenhygiene nach Frankfurt a. M. gegangen und *„ein erfahrener Erbforscher"* als sein Nachfolger konnte *„augenblicklich kaum gefunden werden."* Schwerpunkt der Arbeit sollte nun die Erforschung der Vererbung der geistigen Anlagen werden. *„Wenn man bedenkt, daß jede qualitative Bevölkerungspolitik, erst recht jede rassische Bevölkerungspolitik, die Tatsache der Erblichkeit geistiger Anlagen zur Grundlage hat, versteht man die Dringlichkeit und Unaufschiebbarkeit der Aufgabe, jene Unterlagen wissenschaftlich einwandfrei* *zu schaffen. ... So wurde eine Abteilung für Erbpsychologie am 1. April eröffnet."*

Aus dem Arbeitsbericht 1935 - 37 spricht die für sein Entstehungsjahr typische, devote Anpassung an das nunmehr etablierte System durch das Versprechen rückhaltlosen und unmittelbaren Dienstes an den „*rassen- und bevölkerungspolitischen Aufgaben des Reiches*". Von den Publikationen des Instituts aus den beiden Jahren kann aber allenfalls die Abel'sche Untersuchung der „*Rheinlandbastarde*" diesem Bekenntnis zugeordnet werden.

Erstmals 1937/38 wird das Erscheinen von Arbeiten „*zur speziellen Rassenlehre*" aus dem Institut erwähnt: Über die Rasse der Etrusker, die „*Rassengeschichte der Hebräer*" und die des alemannischen Stammes, Untersuchungen an Mischlingen in Chile, Trinidad und Rehoboth. „*Die Frage der geistigen Eigenschaften der Rasse wurden auf dem Internationalen Anthropologenkongreß in Kopenhagen dargestellt und gegen zahlreiche Angriffe verteidigt.*" Die von Lenz geleitete „*rassenhygienische Abteilung*" war ausschließlich mit erbpathologischen Themen befaßt. Lenz hatte „*sehr beachtliche Vorschläge zur positiven Rassenhygiene auf dem Gebiet des Lastenausgleichs durch Steuerermäßigung mit steigender Kinderzahl ausgearbeitet*".

Der Krieg schränkte 1939/40 die Aktivität des Instituts ein. An seinem 65. Geburtstag wurde Fischer mit der Goethe-Medaille ausgezeichnet. Am 1. Januar 1941 wurde eine Abteilung für experimentelle Erbpathologie (Professor Nachtsheim) eingerichtet. „*Ihre Aufgabe ist die Erforschung der einzelnen Erbverhältnisse und umweltlichen Beeinflussungen krankhafter Erbanlagen des Menschen durch Modellversuche am Tier. ... Die Bedeutung rassenkundlicher Forschungen wurde durch Einrichtung einer eigenen Abteilung dafür herausgestellt. Zu ihrem Leiter wurde Professor Abel ernannt.*"

1942/43 hatte Lenz *„ziemlich viele gutachtliche Auskünfte zu erstatten"*, auch für das Rassenpolitische Amt (der NSDAP) und das Rassenamt der SS. Verschuer trat am 1. Oktober 1942 die Nachfolge von E. Fischer an. Eine neue Abteilung für Embryologie wurde eingerichtet. Für 1942/43 berichteten v. Verschuer und Lenz getrennt, *„entsprechend der bei meiner* (i. e. v. Verschuer) *Berufung getroffenen Vereinbarung."* (Grund nicht ersichtlich.) 1943/44 war Abel *„durch den Aufbau seines ... Universitäts-Instituts für Rassenbiologie ... stark in Anspruch genommen."* Im KWI stagnierte die Arbeit mehr und mehr.

Die sämtlichen Jahresberichten beigefügten Publikationslisten zeigen eine fortschreitende Tendenz zu exakten Untersuchungen. Dogmatisch-ideologische Themen, die zu Beginn der NS-Herrschaft sich vorgedrängt hatten, traten in den Hintergrund.

Die Reihe der Jahresberichte des KWI hat uns unbemerkt die Zeitmarke der *„Machtergreifung"* überschreiten lassen, weil sie einen plötzlichen *„Umbruch"* in der Arbeit des Instituts nicht bewirkt hat. Sein Alltag paßte sich allmählich den Vorstellungen der neuen Machthaber an und seine Funktionäre übernahmen die fortan geltende Sprachregelung.

Dem Direktor des KWI, Eugen Fischer, der 1926 geschrieben hatte, Rassenpflege habe nichts zu tun mit einem anthropologischen Rassenbegriff und nichts mit der bevorzugten Pflege einer bestimmten (etwa nordischen) Rasse oder mit der Bekämpfung einer anderen (Antisemitismus), wird heute vorgeworfen, der völkischen Rassenideologie schon früh entgegengekommen zu sein. Als 1929 der Gobineau-Anhänger Schemann von der Notgemeinschaft Geld für seine Studien erbat, hätten viele Eugeniker die Verbreitung der Gobineau'schen Ideen *„für nichts mehr als eine Rechtsaußen-Propaganda* (erklärt), *die falsche Theorien von arischer Rassenreinheit für antisemitische und nationalisti-*

sche Zwecke benützen". Weindling sieht Fischer als Opportunisten, der jede sich bietende Möglichkeit seinen Absichten dienstbar machte. Zu Recht? Jedenfalls hat er sich mit der *„Gleichschaltung"* schwer getan, denn in der Sitzung des Preußischen Landesgesundheitsrates am 2. Juli 1932 hatte er den nationalsozialistischen Abgeordneten widersprochen und noch am 1. Februar 1933 in einer Rede im KWI den Nationalsozialismus kritisiert, worauf er unter Überwachung gestellt wurde, die Leitung der *„Deutschen Gesellschaft für Rassenhygiene"* an Rüdin abgeben mußte und aus der Liste der Herausgeber des Archivs für Rasse- und Gesellschaftsbiologie gestrichen wurde. Erst nach seiner Wahl zum Rektor der Berliner Universität scheint er sich dem Regime angepaßt zu haben. Daß sein Löffel nicht lang genug war, um mit dem Teufel aus einer Schüssel zu essen, hat er — wie viele andere — wohl zu spät bemerkt. Ab 1939 soll er antijüdische Reden gehalten, an der Wannsee-Konferenz, die die Vernichtung der Ostvölker durch Zwangsarbeit behandelte, als Gutachter teilgenommen haben. Welchen Standpunkt er dabei vertreten hat, wird nicht mitgeteilt*. Fischer war Wissenschaftler und Institutsleiter auf einem Felde, das die Politik besetzte. Ihr mußte er sich ergeben, wollte er nicht weichen. Ihn und andere Eugeniker, denen ähnliches angelastet wird, entschuldigt Weindling mit den Realitäten des Regimes: Wissenschaftler seien eben wirksameren Kontrollen unterworfen gewesen. — Seine Auffassung ist gegenwärtig kaum mehrheitsfähig.

---

* Labisch bezieht sich auf eine Schrift von Müller-Hill, die nicht tendenzfrei ist.

Medizinalbeamte und Eugenik

Die Ärzte des Öffentlichen Gesundheitswesens verhielten sich realistisch. Die Problematik der Realisierung eugenischer Programme als Dienstaufgabe sahen sie beizeiten und sorgten sich um die Legalität. Ihre Standesvertretung, der Deutsche Medizinalbeamtenverein, forderte 1929 vom Strafrechtsausschuß des Reichstags vorsorglich die Straflosigkeit eugenisch begründeter Unfruchtbarmachung und Abtreibung. Der Reichstag fand dazu nicht die Zeit und überließ damit die Regelung den Nationalsozialisten.

Auf ihren Tagungen haben die Medizinalbeamten eher zufällig (Labisch) über Rassenhygiene verhandelt, ließen aber doch in ihrer Hauptversammlung in Stuttgart 1929 Schütt über *„Die Sterilisierung Minderwertiger und Verbrecher"* vortragen. Labisch, der diesem Topos auf den Grund gehen möchte, spricht von einer auswegslosen standespolitischen Lage der Medizinalbeamten, als ihnen Gütt im Herbst 1932 *„Bevölkerungspolitik — und dahinter verborgen: Eugenik und Rassenhygiene —"* als zwingende Aufgaben des staatlichen Gesundheitsdienstes verkündete. Gütt hat damals ziemlich unverfänglich geredet, rekurrierte auf eine Schrift der Zentrumspolitikerin Wessel, sagte das, was gerade als Bevölkerungspolitik en vogue war, proklamierte weder *„Rassismus"* noch *„verwerfliches Gedankengut"* und vertrat Ansichten, die in diesem Kreise nicht auf Widerspruch stießen.

Eugenik versus Rassenkunde

Dem Verhältnis der Eugenik zur Rassenideologie ist historisch nachzugehen. In Vorstellungen Ploetz' wird heute eine primäre, unreflektierte Verflechtung gesehen: Seine

Rassenhygiene habe durch Privilegierung der nordischen Rasse viele Anknüpfungspunkte für die NS-Rassenideologie geliefert, seine Arbeiten seien *„von rassekundlichem Gedankengut durchtränkt"*, meint Labisch. Daß Fischer und Lenz in der Zeit des Hochkommens der NSDAP zu mehr oder weniger ideologisch fixierten Rassenkundlern Verbindung hatten, steht fest. Labisch, dessen Quellen wir folgen, schließt: *„So öffnete sich der Weg schließlich zu jener tiefen Indienstnahme und verhängnisvollen Verstrickung der Rassenhygiene und ihres Umfeldes in die nationalsozialistische Vernichtungspraxis — auf die zuvor mit Eifer gepflegten feineren Differenzierungen kam es nun nicht mehr an, die politische Führung verlangte ihren Preis."* Wer jene Jahre bewußt und kritisch erlebt hat, wird vorsichtiger urteilen, wird nach Vorhersehbarkeit und Absicht fragen, weil er weiß, wie schwer es war, den rechten Weg zu finden und zu halten. Es mag zutreffen, daß Lenz schon 1921 die Zweideutigkeit des Begriffes *„Rassenhygiene"* ausgenützt hat, um Zustimmung und Förderung von beiden Seiten zu erlangen: Hat er dabei aber den Rahmen des zu seiner Zeit — und wohl allzeit — in den angewandten Wissenschaften üblichen Utilitarismus verlassen?

Ungleich folgenschwerer war die von dem Verleger Julius F. Lehmann etwa ab 1928 systematisch betriebene Vermischung der Eugenik mit der Rassenideologie. Mehr und mehr gewann nun die NSDAP an politischem Gewicht, versprach sendungsbewußten Rassenhygienikern die Realisierung ihrer Ideen. Von *„politisch-völkischer Instrumentalisierung"* (Labisch) war dabei aber noch nicht die Rede. Die Verlobung des ungleichen Paares geschah nicht ohne Widerspruch.

Schon Schallmayer hat der behaupteten Überlegenheit der nordischen Rasse und der Verquickung von Eugenik und Rassenkunde konsequent widersprochen. Auch Grotjahn ist 1926 für reinliche Scheidung eingetreten, ebenso Fetscher, der 1930 die Gefahr der Verknüpfung der Eugenik mit parteipolitischen Programmen beschwor: Sie drohe *„damit aus dem Bereich der Idee in den der Ideologie einzutreten, aus dem Gebiet der Sachlichkeit in jenes höchst subjektiver Auffassungen"* (zit. nach Labisch).

Die Position der Katholischen Kirche

Die Haltung der Katholischen Kirche zur eugenischen Sterilisation war vor 1930 keineswegs eindeutig ablehnend gewesen. Der Jesuit Joseph Mayer verlautete 1927 mit kirchlicher Genehmigung, *„unter den Schwachsinnigen, Degencrierten und asozialen Personen"* fänden sich solche, *„die unter der Natur vernünftiger Tiere"* stünden und *„also auch so beurteilt und behandelt werden"* müßten.

Erst die Enzyklika *„Casti connubii"* vom 31. 12. 1930 hat die staatliche Anordnung der Unfruchtbarmachung aus eugenischer Indikation für ethisch unerlaubt erklärt: *„Hinter dieser Ablehnung"* so der Theologe Novak, *„stand auch die Sorge, daß die Eugenik und die Erblehre sich verselbständigen könnten, daß der Mensch, ausschließlich nach seiner erblichen Verfaßtheit beurteilt, seines Wertes als Geschöpf Gottes entkleidet und zum Züchtungsmaterial degradiert würde. Hier brach das seit Darwin akute, nie restlos bewältigte theologische Problem auf, wieweit der Mensch unmittelbare Schöpfung Gottes und als solche letztlich der Vererbung und Entwicklung enthoben sei oder nicht. . . . Man witterte dabei die Gefahr eines unheilvollen Materialismus oder . . . eine Vergötzung der Erbanlagen, des Blutes, der Rasse. . . . Die Sorge um das kommende Geschlecht . . . dürfte nicht um ihrer selbst Willen gesehen, sondern müßte im Dienste der Ewigkeitsbestimmung jedes Menschen stehen."*

Die Enzyklika warnte die Katholiken vor den Eugenikern, die dem eugenischen Ziel jedem anderen, auch dem einer höheren Ordnung, gegenüber den Vorrang geben, *„ja, sie gehen so weit, selbst auf Grund eines Gesetzes gegen den Willen der betreffenden Menschen ... sie der natürlichen Fähigkeit, Nachwuchs zu haben, durch ärztlichen Eingriff zu berauben. Nicht etwa als blutige Strafe für ein begangenes Verbrechen ...„ sondern auch um gegen alles Recht und Gerechtigkeit für die öffentliche Gewalt eine Freiheit in Anspruch zu nehmen, die sie weder hat noch haben kann."*

In der Konsequenz der Enzyklika lehnte die Fuldaer Bischofskonferenz den Entwurf des Preußischen Landesgesundheitsrates von 1932 ab: Andere Wege müßten gesucht werden, um unser Volk vor der Fortpflanzung krankhafter Erbanlagen zu schützen. Schließlich predigte der Breslauer Kardinal Bertram an der Jahreswende 1933/34: *„Es ist nicht erlaubt, sich selbst zur Sterilisierung zu stellen oder Antrag zu stellen auf Sterilisierung eines anderen Menschen."* Diesen strengen Standpunkt konnte die Kirche aber nicht durchhalten (Novak). Am Prinzip hat sie aber festgehalten.

Eine zentrale Figur in der Eugenikdiskussion der 1920er Jahre war der schon erwähnte Jesuitenpater Muckermann. Ursprünglich Gegner der Eugenik, schloß er sich 1922 der Berliner Gruppe der Eugeniker an, wollte Eugenik aber nicht im Widerspruch zu den Naturgesetzen und der christlichen Lehre von Ehe und Familie betreiben. Damit wurde er *„im eigentlichen* (Sinne) *der Begründer einer mit dem Katholizismus vereinbarten Eugenik und Erbpflege. ... Auf seine Bemühungen hin wurden ... zahlreiche Eugenische Gesellschaften gegründet, die bald ein Mehrfaches von Mitgliedern aufwiesen als die älteren Gesellschaften zusammen"* (Labisch). Muckermann hat bis zur Verkündigung der Enzyklika *„Casti connubii"* am 31. Dezember 1930 die operative Unfruchtbarmachung befürwortet. Dem KWI hat er seit der Eröffnung — später als Professor — angehört.

Nach der Machtergreifung mußte er auf Verlangen des Reichsinnenministers aus dem Institut ausscheiden (vgl. S. 25).

Die Position der Evangelischen Kirche

Die Haltung der Evangelischen Kirche zur Eugenik unterschied sich gründlich von der der Katholischen Kirche. Novak sieht um 1930 zwei theologische Tendenzen im Widerstreit, eine schöpfungs-theologisch-universalistische und eine personal-individualistische, und zitiert zur ersteren den Polyhistor Bavink: Gott habe offensichtlich nicht nur Individuen, sondern auch Familien, Berufsstände, Völker und Rassen geschaffen, und diese besäßen denselben Anspruch auf Lebensförderung wie die Individuen, *„ja vielleicht unter Umständen einen höheren."* Gott habe uns *„vor die Pflicht gestellt, uns für den höheren Lebenswert zu entscheiden, und diese Entscheidung nicht in schwächlicher Weichheit abzuweisen"*. Während der Mensch in seiner Ewigkeitsbestimmung in der katholischen Kirche im Mittelpunkt stand, herrschte bei der evangelischen ein wenig konzises *„Ganzheitsdenken"*, das eugenischen Absichten keine festen Grenzen setzte. In der Zeitschrift der Inneren Mission hatte schon 1924 ein Pfarrer geäußert, die Verhütung der Fortpflanzung bei *„Minderwertigen"* müsse von der Inneren Mission als *„Heilmittel"* angesehen werden.

Der *„Centralausschuß für Innere Mission"* berief 1931 eine Fachkonferenz für Eugenik nach Treysa. In dem Bericht, der die Ergebnisse der Verhandlungen zusammenfaßt, heißt es, erbbiologische Gesundheit sei *„nicht identisch mit Hochwertigkeit"*, auch körperlich und geistig Gebrechliche könnten ethisch und sozial hochwertige Menschen sein. Schrumpfung der durchschnittlichen Familiengröße bei den Tüchtigen und Leistungsfähigen lasse allerdings eine *„eugenetische Neuorientierung"* der Wohlfahrtspflege dringend erforderlich erscheinen. *„Träger erblicher Anlagen, die Ursache sozialer Minderwertigkeit und Fürsorgebedürftigkeit sind, sollten tunlichst von der Fortpflanzung ausgeschlossen werden.... wir wollen nicht die Opfer von Schuld und Sühne beseitigen, sondern sie zu verhüten trachten und der Entstehung kranken Lebens vorbeugen."* Es bestehe also *„nicht nur ein Recht, sondern eine sittliche Pflicht zur Sterilisierung aus Nächstenliebe und der Verantwortung, die uns nicht nur für die gewordene, sondern auch die kommende Generation auferlegt ist. Die Konferenz ist deshalb der Meinung, daß in gewissen Fällen die Forderung zur künstlichen Unfruchtbarmachung religiös-sittlich als gerechtfertigt anzusehen ist...., wo das Ziel der Ausschaltung von der Fortpflanzung anders nicht erreicht werden kann."*

Ein ständiger Ausschuß für eugenetische Fragen (gebildet vom Centralausschuß für die Innere Mission sowie vom Gesamtverband der deutschen evangelischen Kranken- und Pflegeanstalten), in dem Harmsen die führende Rolle zufiel, sollte die Diskussion fortsetzen. Dieses Gremium bemerkte am 24. November 1932 *„mit Besorgnis, daß die Angriffe auf den Schutz des werdenden und gewordenen Lebens ... zu einem ethischen Dammbruch führen könnten."* Deshalb wünschte es die Verkoppelung des Sterilisierungsgesetzes mit erweiterten Bewahrungsmöglichkeiten. Mit Nachdruck wies es darauf hin, daß *„negative Eugenik"* nur zu verantworten sei, wenn sie mit positiven Maßnahmen Hand in Hand gehe.

Daß die Glaubensbewegung der *„Deutschen Christen"* eugenische Aktivitäten befürwortete, verwundert kaum, um so mehr aber, daß die Westfälische Provinzialsynode, *„in der die Bekenntniskräfte eindeutig dominierten"*, am 15. Dezember 1933 das Erbgesundheitsgesetz einstimmig begrüßte. Novak schließt seinen Bericht mit der Feststellung: *„Eine* *öffentliche Stellungnahme der Bekennenden Kirche, in der die Zwangssterilisierung verurteilt worden wäre, liegt nicht vor.*"

Sozialismus versus Eugenik

Die Haltung der Sozialisten zur Eugenik ist bis etwa 1925 keineswegs nur ablehnend gewesen. Als Schallmayer 1891 den Ärztestand zu verstaatlichen gedachte, um sein eugenisches Programm konsequent durchzuführen, fand er Zustimmung bei Kautsky, dem Chefideologen der SPD (Novak). Ihre Fraktion im Preußischen Landtag verlangte noch 1927 vom Innenminister die Beiziehung amtlichen Materials über die rassenhygienischen Wirkungen der in den USA zu eugenischen Zwecken durchgeführten Sterilisierungen. Außerdem wurde beantragt, bei der Reichsregierung darauf hinzuwirken, hinsichtlich der Reform des Strafgesetzbuches die Zulässigkeit der freiwilligen Sterilisierung zu eugenischen Zwecken ausdrücklich sicherzustellen (Novak). Sozialpolitiker in der SPD, wie Chajes (Nachfolger von Grotjahn) und Löwenstein, deren Interesse den sozialen Problemgruppen galt, waren Muckermann verbunden (Weindling). Solche persönlichen Entscheidungen können jedoch übersehen lassen, daß die Haltung der Partei zur Eugenik bereits Mitte der 20er Jahre im Grunde ablehnend war. Boeters' Gesetzentwurf traf 1925 das sozialistische Verdikt, er *„sei gegen das Proletariat gerichtet und diene einer Klassenjustiz der grausamsten Art.*" Ebenso blieb sie gegenüber der von ihrem Parteifreund Grotjahn propagierten Eugenik reserviert. In der Tradition einer Partei der Armen und Schwachen stehend, konnte sie ihm nicht folgen, als er 1926 vorschlug, Personen zu sterilisieren, *„deren geistige Minderwertigkeit derartig ist, daß von ihnen eine* *besonnene und rechtzeitige Anwendung der einfachen (Verhütungs-)Mittel nicht vorausgesetzt werden kann . . . Die grundsätzliche Berechtigung, die Zwangsunfruchtbarmachung bestimmter Personen zwecks Vermeidung unerwünschter Nachkommen durchzuführen, kann nicht bestritten werden. . . . Gegenwärtig ist das nur bei Schwachsinnigen und Epileptikern der Fall, für die allerdings die gesetzliche Einführung der Zwangsunfruchtbarmachung auch heute schon mit guten Gründen gefordert werden kann."* Grotjahn, der die SPD im Reichstag vertreten hatte, glaubte von seiner Partei die Anerkennung seiner Ideen fordern zu dürfen; daß sie dem Fühlen und Wollen der Mehrheit der Genossen nicht entsprachen, war ihm unbegreiflich; die sozialistischen Ärzte ließen ihn „*merkwürdigerweise*" im Stich; von der bevölkerungspolitischen Tagung der parteioffiziellen „*Arbeiterwohlfahrt*" wurde er 1926 „*ostentativ ferngelassen*". Dieses Mißverständnis erklärt seine Kritik an den jüngeren Theoretikern des Sozialismus, sie würden sich zu wenig um die Bevölkerungsfrage kümmern. Ihnen riet er 1932, „*nicht mehr um Malthus zu kreisen oder Marx auszudeuten, sondern zunächst einmal die Tatsachen der Bevölkerungsstatistik und die Erfahrungen der Eugenik unbefangen auf sich wirken zu lassen. Soll sich hier das Wort Bebels ‚Sozialismus ist angewandte Wissenschaft' bewahrheiten, so müssen sie sich an der jungen Wissenschaft der Eugenik orientieren, nicht an Dogmen, die die sozialistischen Klassiker zu einer Zeit aufstellten, in der es jene Wissenschaft noch nicht gab. Erleichtern dürfte dies die Erinnerung, daß die Bahnbrecher der Eugenik in Deutschland, W. Schallmayer und A. Ploetz, ihren Ausgangspunkt von der sozialistischen Gedankenwelt genommen haben."*

Die Vorbereitung des Erbgesundheitsgesetzes

Zwar blieb dem Versuch Boeters', den Reichstag zu einer gesetzlichen Regelung der eugenischen Sterilisierung zu bewegen, der Erfolg versagt, doch schreckte sein Mißerfolg nicht ab. Grotjahn wollte 1927 den Preußischen Landesgesundheitsrat veranlassen, dem Gesetzgeber vorzuschlagen, in den Entwurf des Strafgesetzbuches den Passus aufzunehmen, daß eine Körperverletzung nicht vorliege, wenn eine Person zeugungsunfähig gemacht werde, die an einer Erbkrankheit leidet, sofern sie selbst bzw. bei Minderjährigen oder Entmündigten der gesetzliche Vertreter einwillige und der zuständige Medizinalbeamte zustimme. Der Landesgesundheitsrat wies Grotjahns Initiative ab, allerdings nur mit 11 zu 5 Stimmen. Sein Mitglied Geheimrat Kahl wollte sich dagegen stemmen, daß auf diesem Wege das eugenische Prinzip in das Strafrecht eingeschmuggelt werde.

Den Antrag eines neuen und schließlich zum Erbgesundheitsgesetz führenden Anlaufs bildete der Initiativantrag des Gemeindeausschusses des Preußischen Staatsrates vom 26. Oktober 1931, in dem es hieß: *„In der Erkenntnis, daß der Geburtenrückgang in den Kreisen der erbgesunden, familiär verantwortungsbewußten Bevölkerung sich besonders stark auswirkt und dadurch ein immer stärkeres Ansteigen des erbbiologisch minderwertigen Bevölkerungsteiles erfolgt, und daß die Aufwendungen für Menschen mit erbbedingten, körperlichen oder geistigen Schäden schon jetzt eine für unsere gedrückte Wirtschaftslage untragbare Höhe erreicht haben"*, sollte die Staatsregierung u. a. die Ausbildung auf dem Gebiete der menschlichen Erblehre und Eugenik fördern, in den Schulen Unterricht darüber erteilen lassen und einen Austausch von eugenischen Gesundheitszeugnissen schon vor der Verlobung einrichten. Im Plenum des Staatsrates sprach man dann deutlicher:

Das Ziel müsse „*die Verminderung der Minderwertigen, die Vermehrung, wenigstens Erhaltung der Erbgesunden sein*". Besonders verantwortungsvoll sei die Frage der Sterilisierung: „*Ohne Sterilisierung kommen wir nicht weiter.*" Dieser Initiativantrag wurde am 20. Januar 1932 „*mit überwältigender Mehrheit*" angenommen; nur die Kommunisten stimmten dagegen.

Aufgrund dieses Beschlusses verhandelte der (erweiterte) Preußische Landesgesundheitsrat am 2. Juli 1932 über das Thema „*Die Eugenik im Dienste der Volkswohlfahrt*". Im einleitenden Referat Muckermanns fällt sein — zu dieser Zeit anscheinend bereits notwendiges — entschiedenes Eintreten für die menschliche Würde des sogenannten „*lebensunwerten Lebens*" auf: „*Auch der Mensch in dürftigster Körperhülle ist menschenwürdig zu behandeln . . . wir dürfen sie nicht töten oder verhungern lassen . . . Selbst Hoffnungslose muß man menschenwürdig bis zu ihrem Tode aufbewahren.*" Ihm trat Harmsen zur Seite, betonte die Verantwortung auch gegenüber den erblich Gebrechlichen: „*Wenn es nicht gelingt, den reinen Nützlichkeitsgesichtspunkt in der Eugenik zu beseitigen, werden wir mit der ganzen Bewegung Schiffbruch erleiden müssen, weil dann auf die letzten Notwendigkeiten des Lebens keine Rücksicht genommen ist.*" Der Psychiater Lange bedachte das Individualgeschick der Debilen: „*Das Schicksal der meisten Schwachsinnigen ist anonym; es spielt sich in den menschlichen Niederungen ab. Wo aber ein Einblick gelingt, da stehen wir vor tiefer Not.*"

Der Jurist Kohlrausch begann: „*Ob der Staat die Ergebnisse der erbbiologischen Wissenschaft zu praktisch-eugenischen Zwecken nutzbar machen will oder soll, ist eine Frage, für die weder der Eugeniker noch der Jurist als solcher zuständig ist. Es ist eine Frage der Politik, deren Beantwortung bedingt ist durch die Grenzen, die der staatlichen Wirksamkeit grundsätzlich gezogen werden sollen.*" Frühere Zeiten hätten sich zur Sterilisation vermutlich unterschiedlich gestellt: Das 18. Jahrhundert hätte die Zustimmung der Betroffenen weder für erforderlich noch für genügend gehalten, das 19. Jahrhundert für erforderlich und genügend. Derzeit müßten eugenische Indikation und Zustimmung zusammentreffen. Der Zwangssterilisierung stünden *„unüberwindliche ethische Bedenken"* entgegen. Bei Debilen lasse sich die Zustimmung ersetzen durch Einbeziehung des Vormundschaftsrichters in die entscheidende Fachbehörde als Mitglied mit Stimmrecht.

In der Diskussion kamen auch Landtagsabgeordnete der NSDAP zu Wort, so der spätere Reichsärzteführer Conti. Er lehnte die Zustimmungspflichtigkeit ab, weil *„hiermit die praktischen Erfolge ... von vornherein auf fast Null herabgeschraubt werden"*, forderte die Erweiterung des Indikationskatalogs auf nichteugnische Sachverhalte: *„Ich halte es"*, sagte er, *„für unmöglich, daß eine Eugenik ... an den Begriffen von Rasse und Volkstum vorbeigehen kann ... Die Zeit wird aber in sehr absehbarer Zeit reif werden."* Ihm entgegnete der Vorsitzende des Ausschusses, Ministerialdirektor Schopohl, *„neben einer allgemeinen eine gewisse völkische Minderwertigkeit für eugenische Maßnahmen anzuerkennen, stehe nicht zur Debatte"*, da das Thema *„Die Eugenik im Dienste der Volksgesundheit"* laute. Contis Parteigenosse Diehl, ebenfalls Arzt, begründete die Zwangssterilisierung damit, daß der Staat von seinen Bürgern auch verlange, sich im Krieg totschießen zu lassen. *„Entscheidend ist in dieser Frage das körperliche, geistige und seelische Wohlbefinden und die Gesundheit des gesamten Volkes"*, schloß er. Der Abgeordnete Wester, (Arzt, Parteizugehörigkeit nicht ersichtlich) erwiderte ihm: *„Mit der eugenischen Indikation fängt es an, mit der sozialen hört es auf, mit der freiwilligen Zustimmung beginnt man, mit dem Zwang hört man auf."*

Das Verlangen nach gesetzlicher Regelung der Unfruchtbarmachung aus eugenischer (und medizinischer) Indikation war auch durch eine Rechtsunsicherheit bedingt, die sich infolge mancherorts geübter, stillschweigender Duldung der Sterilisierung eingeschlichen hatte. In der oben erwähnten Sitzung des Preußischen Landesgesundheitsrates kam zutage, daß bereits in siebzehn größeren Städten Sterilisationen durch das Gesundheitsamt veranlaßt und finanziert worden waren. Soeben war in Baden ein Arzt wegen der Vornahme einer operativen Unfruchtbarmachung verurteilt worden. Rechtsunsicherheit war eingetreten, drängte den Gesetzgeber zum Handeln.

Die Diskussion zu dieser Zeit läßt sich mit einem Wettlauf unterschiedlich schneller Läufer vergleichen: Manchen Vorkämpfern der Eugenik ging es lediglich um die Legalisierung der freiwilligen Sterilisation; andere wollten ein Gesetz, das auf dem Umweg über die Vormundschaft die Sterilisation erzwingbar machen sollte; die kommenden Machthaber verlangten bereits den staatlichen Zwang.

Das Ergebnis der Bemühungen der maßgebenden Eugeniker der Weimarer Zeit um eine vernünftige gesetzliche Regelung der eugenischen Praxis hat Goldschmidt* noch ein Menschenalter danach durchaus positiv gesehen: *„In Zusammenarbeit mit dem Preußischen Landesgesundheitsrat und zahlreichen Fachleuten wurde Anfang der 30er Jahre eine eugenische Gesetzgebung ausgearbeitet . . ., ein wohldurchdachter Entwurf für ein eugenisches Gesetz* (nachzulesen bei Nachtsheim, 1952), *das wissenschaftliche Gesichtspunkte mit den gesetzlichen Forderungen und ethischen Belangen in Einklang zu bringen vermochte. Es enthielt alle Punkte, die seitens der Eugenik gefordert wor-*

---

* Geboren 1878 in Köln, Genetiker, bis 1936 Zweiter Direktor des Kaiser-Wilhelm-Instituts, 1937 - 1948 Professor an der University of California, verstorben 1958.

den waren und würde, wenn es mit der notwendigen Vorsicht und Verantwortung angewandt worden wäre, durchaus segensreich sich auszuwirken imstande gewesen sein. Nach der Machtergreifung kam es dann so, daß die Nazis den ganzen Entwurf so, wie er war, übernahmen . . ., doch bedienten sie sich bei der Anwendung . . . der verdammenswertesten Mittel."

Eugenik im NS-Staat

Mit der Machtergreifung der Nationalsozialisten gewannen die Befürworter der Zwangssterilisation die Oberhand, doch wagte Fritz Lenz, Mitautor des Standardwerkes „*Menschliche Erblehre*", noch im April 1933 zu opponieren: „*Eine weitere Frage ist die, ob in einem Sterilisierungsgesetz auch zwangsmäßige Sterilisation vorgesehen werden sollte. Ich glaube, davon abraten zu wollen. Wenn in gewissen ... Fällen, in denen die Einwilligung der betr. Person nicht zu erlangen wäre, Zwang angewendet würde, so würde dadurch auch in den übrigen Fällen der Wert der Freiwilligkeit bzw. der Zustimmung in Frage gestellt werden. Die Sterilisierung würde dadurch den Stempel einer Strafe aufgedrückt bekommen ... Diese soll eine Maßnahme der Fürsorge, nicht der Strafe sein. ... Die Freiheit des Individiums sollte überhaupt so wenig wie möglich beschränkt werden. ... Die Einführung zwangsmäßiger Sterilisation würde aber unvermeidlich zu Mißtrauen Anlaß geben. Wenn minderwertige Rassenelemente zwangsweise sterilisiert werden sollten, so würde die Befürchtung aufkommen, daß eine solche Bestimmung als Mittel des Rassenkampfes mißbraucht werden könnte.*" Damals schrieb Luxemburger: „*Ganz abgesehen von allen Bedenken bevölkerungspsychologischer, ethischer und weltanschaulicher Natur muß ich die Zwangssterilisierung schon deshalb grundsätzlich ablehnen, weil sie mir praktisch nicht als notwendig erscheint.*" Bald darauf wurde die Zeitschrift, die diese Autoren zu Wort kommen ließ, verboten, der Ministerialrat Ostermann, der die Zeitschrift herausgegeben hatte, wurde seines Amtes enthoben. Von Widerstand gegen das Zwangsprinzip war danach nicht mehr die Rede.

Über die Anzahl der durchgeführten Unfruchtbarmachungen (UM) und ihre Indikationen liegen nur aus den Jahren 1934 bis 1936 Statistiken vor. Wieviele Personen aufgrund des EGG insgesamt sterilisiert worden sind, ist unbekannt. Die Schätzungen liegen im Bereich von 250.000 bis 300.000. Bis zum Jahre 1936 waren 169.000 Personen unfruchtbar gemacht worden.

Tabelle 1: Prozentuale Verteilung der Indikationen zur UM 1934/35

Indikation	1934		1935
	Männer	Frauen	
Schwachsinn	48,7 %	57,3 %	58,9 %
Schizophrenie	26,2 %	24,5 %	19,9 %
Epilepsie	15,6 %	12,4 %	12,8 %
Alkoholismus	4,6 %	0,1 %	2,8 %

Bereits 1936 ging die Zahl deutlich zurück (minus 13 % gegenüber 1935). Die in den Anstalten lebenden und deshalb leicht zu erfassenden Kranken waren bald sterilisiert, desgleichen die eindeutig zu beurteilenden Schwerkranken außerhalb der Anstalten. Danach wurde es immer schwerer, gesetzestypische Fälle zu finden und die Anträge so zu begründen, daß die Erbgesundheitsgerichte ihnen folgen konnten. Die Zahl der UM-Anträge ging nach 1935 im Mittel auf ca. ein Zehntel der Anfangsjahre zurück. Die bis Ende 1936 sterilisierten 169.000 Personen entsprachen ca. ¼ % der Gesamtbevölkerung. In den Handakten des Leiters der Gesundheitsabteilung des RMdI fand Stürzbecher Hinweise, *„daß in weiten Parteikreisen eine Unzufriedenheit über die laxe Anwendung des Gesetzes durch die Gerichte* *bestand"*. Diese Zurückhaltung war nicht so sehr das Ergebnis nachdenklicher Bescheidung als vielmehr sozialpolitischer Bedenken. Bei der Entscheidung, ob ein leicht Debiler zu sterilisieren sei, wurde seine *„praktische Lebensbewährung"* von den Erbgesundheitsgerichten relativ stark bewertet, d. h., ob er *„in der Lage* (war) . . . *seinen Lebensunterhalt selbst zu verdienen und keineswegs die Sozialfürsorge belastet."* Der für die Durchführung des EGG zuständige Referent im Reichsministerium des Innern, Regierungsrat Linden, schrieb 1939 resignierend: *„Die Heranziehung der Lebensbewährung für die Beurteilung Schwachsinniger bewirkt, daß wir einzelne Personen, bei denen mit den Methoden der Intelligenzprüfung zwar ein Schwachsinn festgestellt ist, nicht unfruchtbar machen, weil sie sich im Leben als brauchbare Volksgenossen bewährt haben."* Er fügte belehrend hinzu: *„Eine Heranziehung der Lebensbewährung kommt nur in dem Grenzgebiet der Debilität in Frage."* Sozialpolitische Opportunität konkurrierte mit eugenischer Perfektion, was auch schon damals mit der Anlage-Umwelt-Problematik zu tun hatte und erst recht heute in der Kritik der Eugenik hohen Stellenwert hat. (Vgl. Kapitel *„Anti-Eugenik"*.)

Der Fortgang des Krieges erzwang das Ruhen der *„Erbgesundheitspflege"*. Nach einem Erlaß vom 27. Januar 1942 sollten die Amtsärzte das Vorliegen großer Fortpflanzungsgefahr nur noch in wenigen Fällen bejahen und keine Anträge mehr stellen bei leichtem Schwachsinn, sofern sich der Betroffene im Leben bewähre und in der Sippe keine Fälle von Schwachsinn, Asozialität und Kriminalität vorgekommen seien. Die Erbgesundheitsgerichte stellten im November 1944 ihre Tätigkeit *„bis auf weiteres"* ein. Die *„Erbgesundheitspflege"* des *„Dritten Reiches"* war zu Ende.

Ein weiteres, wenig beachtetes eugenisches Gesetz blieb in Kraft, das Ehegesundheitsgesetz vom 18. Oktober 1935. Es forderte von den Brautleuten bei der Bestellung des Aufgebots die Vorlage einer Eheunbedenklichkeitsbescheinigung, die das Gesundheitsamt aufgrund seiner Kartei auszufertigen hatte. Dem Standesbeamten untersagte das Gesetz die Schließung der Ehe, falls einer der Verlobten an einer Erbkrankheit im Sinne des Erbgesundheitsgesetzes leide. Die *„Richtlinien für die Beurteilung der Erbgesundheit"* vom 18. Juli 1940 enthielten auch eine Weisung eugenischer Natur hinsichtlich der Auslegung der *„Richtlinien für Ehestandsdarlehensbewerber"* vom 5. Januar 1939: *„Wenn die Bewerber entgegen dem Rat eines Gesundheitsamtes ... eine Ehe schließen, kann die Hergabe eines Ehestandsdarlehens nicht in Frage kommen."* Die erwähnten Bescheinigungen nach dem Ehegesundheitsgesetz wurden in den meisten Bundesländern auch noch in den Nachkriegsjahren von den Brautleuten gefordert, in Baden-Württemberg, Bremen und Hamburg mindestens bis 1967. Der Standesbeamte konnte nun allerdings nicht mehr die Eheschließung verweigern, sondern nur noch von der Ehe abraten. Auf andere Weise, als von seinen Vätern erdacht, hat dieses Gesetz nach dem Kriege segensreich gewirkt, als es (zweckentfremdet) benutzt wurde, um die Verlobten zur Untersuchung auf die zu jener Zeit grassierende Tuberkulose und Syphilis zu nötigen. Die Rate der für Syphilis positiven serologischen Befunde lag 1947 nahe 2 Prozent!

Der Vollständigkeit halber seien auch die Heiratsvorschriften für SS-Angehörige erwähnt, in denen eugenische Ansätze von krauser Rassenideologie überwuchert waren.

Eine schon damals den Verantwortlichen peinliche Begleiterscheinung der per Sterilisation praktizierten unmittelbaren Eugenik war ihre Operationsmortalität. In den Jahren 1934 bis 1936 sind im Reichsgebiet 370 Frauen und 70 Männer an den Folgen operativer Unfruchtbarmachung gestorben, d. h. 2,4 Promille (Stürzbecher). In Bremen sind zwischen dem 23. April 1934 und dem 13. Juli 1935 neunzehn

Todesfälle verzeichnet worden*. Ohne Rücksicht auf das Operationsrisiko hatte man unruhige Geisteskranke sterilisiert (Kaupen-Haas).

Die Frage, wie weit an den UM-Verfahren Beteiligte — Amtsärzte, Gutachter, Richter und Beisitzer — sich von Motiven leiten ließen, die im Erbgesundheitsgesetz nicht vorgesehen waren, kann bestensfalls kasuistisch beantwortet werden. Bei einer von der französischen Militärregierung 1947 angeordneten Überprüfung der UM-Akten eines Gesundheitsamtes auf mißbräuchliche Anwendung des Gesetzes fanden sich mehrere Fälle von UM wegen Schwachsinn, in denen diese Diagnose nach Aktenlage nicht ausreichend begründet erschien. Fälle politisch bzw. rassistisch motivierter Zwangssterilisierung ergaben sich nicht. Im Falle eines wegen Schwachsinn Sterilisierten sagte das Erbgesundheitsgericht in seinem Beschluß, der Umstand, daß der Betroffene SA-Mann sei, sei für die Entscheidung unerheblich; in einem anderen Fall, es handelte sich um eine seltene Mißbildung, deren Erblichkeit ungeklärt blieb, lehnte es die UM ab und bezeichnete es als unerheblich, daß der Betroffene wahrscheinlich ein illegitimer Abkömmling eines am gleichen Ort wohnhaften, mit dem gleichen Leiden behafteten Juden sei.

---

* G. Bock hingegen rechnet mit 5000 tödlichen Ausgängen der UM-Operationen sowie *„einer beträchtlichen Zahl"* von Suiziden der von UM bedrohten Personen: *„Somit fand der erste ... systematische Massenmord des Nationalsozialismus im Rahmen der Sterilisationspolitik statt"*, folgert sie.

Die Eugenik-Diskussion 1945 - 1968

Die Stellung der Eugenik in der öffentlichen Meinung hat sich seit 1945 keineswegs schlagartig gewandelt. Die meisten Ärzte hielten eine *„Erbgesundheitspflege"* weiterhin für richtig. Die im Zwangscharakter des EGG liegende prinzipielle Aufhebung des Rechtes auf körperliche Unverletzlichkeit nahmen sie nicht wahr, nicht anders als die breite Masse der Bevölkerung. Der Erste Weltkrieg hatte bereits die alten sittlichen Normen erschüttert; die bürgerkriegsähnlichen Wirren der Jahre 1918 bis 1923, die Inflation, nicht minder die Massenarbeitslosigkeit und die Parteienkämpfe der Jahre vor der *„Machtergreifung"* hatten das *„Volksempfinden"* für Verletzung des Rechtes auf körperliche Unversehrtheit unempfindlich gemacht. Die Gewaltherrschaft und der Zweite Weltkrieg besorgten den Rest. Die meisten ethischen Bedenken von heute wären in der Nachkriegszeit auf taube Ohren gestoßen. Die *„Erbgesundheitspflege"* wurde nicht als Unrecht empfunden.

Eine Erhebung, die Harmsen 1948 durch Teilnehmer am Amtsärztekurs anstellen ließ, ergab kein einheitliches Bild von der Einstellung der Bevölkerung. Die Rede war einerseits von mißbräuchlicher Anwendung (des EGG) in den ersten Jahren und unterschiedlicher Handhabung in den einzelnen Gerichtsbezirken, andererseits aber auch von *„sorgfältiger Form der Durchführung"*. Die Verordnung der britischen Militärregierung vom Juli 1947, die die Wiederaufnahme erbgesundheitsgerichtlicher Verfahren ermöglichte, scheint daran nichts geändert zu haben. Nur etwa fünf

Prozent der Sterilisierten machten in Hamburg davon Gebrauch, und nur bei der Hälfte der Verfahren hob man das alte Urteil auf (Brücks). Da finanzielle Wiedergutmachung nicht erfolgte, erlosch das Interesse der meisten Betroffenen. Die französische Besatzungsmacht verzichtete auf eine der britischen Verordnung entsprechende rechtliche Regelung. Der Gerechtigkeit war damit schlecht gedient, wie der Fall des Amtsarztes Dr. D. aus G. erweist. Gegen ihn hatten zwei der französischen Besatzungsmacht nahestehende Personen bei der deutschen Justiz Anzeige wegen *„Verbrechen gegen die Menschlichkeit"* erstattet, weil Dr. D. ihre UM wegen angeborenen Schwachsinns beantragt hatte. Land- und Oberlandesgericht sprachen den Beschuldigten frei: Die Anzeiger wandten sich daraufhin an die Besatzungsmacht. Mit Erfolg: Die Militärjustiz eröffnete am 24. September 1948 ein Verfahren gegen Dr. D. und nahm ihn unverzüglich in Untersuchungshaft. Einundeinhalb Jahre später, am 2. April 1950, wurde ihm die Anklageschrift eröffnet und drei Tage darauf fand die Verhandlung statt, in der Dr. D. zu einem Jahr Gefängnis verurteilt wurde, verbüßt durch die Untersuchungshaft.

Das Militärgericht stützte sein Urteil auf das Gutachten eines der deutschen Sprachen nicht mächtigen Arztes, der bei den Sterilisierten keine Minderung der geistigen Fähigkeiten feststellen konnte. Daraus schloß das Militärgericht: *„Die Sterilisation dieser an Körper und Geist gesunden Personen — unabhängig übrigens davon, aus welchen Gründen diese erfolgte — stellte eine unmenschliche Handlung und folglich ein Verbrechen gegen die Menschlichkeit dar, unter den durch Artikel 2, Ic, des KG 10 vorgesehenen Bedingungen; Dr. D. hat sich der Mittäterschaft an diesem Verbrechen gegen die Menschlichkeit schuldig gemacht, wie es durch Artikel 2, IIb, des KG 10 vorgesehen ist, indem er die Sterilisation dieser Personen bei einem Erbgesundheitsgericht beantragte und einen Bericht über die Untersuchung* *machte, der, nach seinen Ergebnissen, keinerlei wissenschaftlichen Wert hatte.*" Das Militärgericht überbrückte mit dieser Begründung den Widerspruch zur prinzipiellen Straffreistellung der „*Erbgesundheitspflege*" durch das Nürnberger Tribunal. Dabei ist es dann geblieben, denn Dr. D. war seelisch gebrochen, zur Erstreitung seiner Rehabilitierung nicht mehr fähig. Berufung wäre binnen zehn Tagen möglich gewesen, doch da die schriftliche Urteilsbegründung erst nach Ablauf dieser Frist zugestellt wurde, war ihre stichhaltige Begründung unmöglich gemacht.

Die oben beiläufig erwähnte (damals höchstrichterliche) Entscheidung des amerikanischen Militärtribunals (im „*Juristenprozeß*") vom 2. Juli 1947 besagte: „*Der Gerichtshof ist sich der Verbreitung der Sterilisationsgesetze an vielen Stellen bewußt ... Wir stellen fest, daß die Weisheit und Anwendbarkeit derartiger Gesetze vernünftigerweise diskutierbar ist.*" Diese Feststellung ermutigte die Anhänger unmittelbarer Eugenik, nach einem neuen Erbgesundheitsgesetz zu rufen. Der Gesundheitsausschuß beim Länderrat der US-Zone erarbeitete 1948 einen Entwurf für ein „*Gesetz über Sterilisierung und Refertilisierung*", das das EGG ersetzen sollte. Dem Parlamentarischen Rat ist er noch zugeleitet, von diesem aber nicht mehr beraten worden. Seine Autoren wollten das neue Gesetz freihalten von Zwang, forderten jedoch: „*Ist der Erkrankte geschäftsunfähig oder wegen Geistesschwäche entmündigt ..., so genügt die Einwilligung des gesetzlichen Vertreters; sie bedarf der Zustimmung des Vormundschaftsgerichts ...*" Sogar die vorgeschlagene Verfahrensvorschrift lehnte sich an die vorgängige Praxis an. Es sei charakteristisch gewesen, „*daß Behörden, Juristen und Ärzte über das Sterilisierungsproblem so diskutierten, als sei die Zeit von 1933 bis 1948 kein Grund dafür, von dem grundsätzlich als positiv zu wertenden Ziel der ‚Ausmerzung' tatsächlicher oder vermeintlicher Erbkrankheiten abzurücken*" (Ebbinghaus et al.).

Es ist unwahrscheinlich, daß die Politiker des (1949 aufgelösten) Parlamentarischen Rates jenen Entwurf der Ärzte zum Gesetz erhoben hätten. Die Ärzteschaft blieb aber auf dieser Linie: Die Arbeitsgemeinschaft der Westdeutschen Ärztekammern (die heutige Bundesärztekammer) akzeptierte 1954 eine von v. Rohden verfaßte Denkschrift über die *„Legalisierung der Unfruchtbarmachung aus eugenischer Indikation"*, die sich an den Entwurf von 1949 anlehnte und sich an die als stichhaltig angesehene juristische Stellungnahme von E. Schmitt aus dem Jahre 1951 anschloß. Zu dieser Zeit warb Nachtsheim in zahlreichen Schriften für ein neues Eugenik-Gesetz, keineswegs ohne Resonanz. In der Festrede zur Hundertjahrfeier der Berliner Medizinischen Gesellschaft trat ihm Freiherr v. Kress zur Seite: *„Nicht seiner Brauchbarkeit wegen, sondern um seines Leidens willen soll ein Erbkranker nicht in das Dasein eintreten ... Wir sollten nach Kräften vorbeugen, aber (es ...) scheitert an den personalen Rechten des Menschen auf Ehe und Fortpflanzung. Hat nun derjenige, der ... erbkranke Kinder gewärtigen muß, sein personales Recht nicht unterzuordnen dem Recht der zu erwartenden Kinder?"* Noch unbefangener der aus Köln gebürtige, führende israelische Biologe Fritz Bodenheimer: *„Niemand, der biologisch zu denken gelernt hat, wird umhin können, in der stetigen Bevölkerungszunahme bei gleichzeitiger Degeneration des Erbguts die Schlüsselfrage der menschlichen Existenz zu sehen ... Weisheit und Opfer sind auf allen Seiten nötig, um die gefahrvolle, ja tödliche Gleichgültigkeit zu überwinden, welche die heutige Politik gegenüber den Bevölkerungsproblemen an den Tag legt, beherrscht von dogmatischen Heilslehren, welche den Realitäten gegenüber blind machen."*

Offensichtlich war die Eugenik zu dieser Zeit noch nicht der nationalsozialistischen Ideologie zugeordnet, auch nicht dem *„Rassismus"*, wovon ausführlich zu sprechen sein wird. Wie eingewurzelt eugenische Vorstellungen in der

Ärzteschaft, sogar bei ausgewiesenen Gegnern des Nationalsozialismus waren, konnte das Bundesjustizministerium 1958 bemerken, als es Gutachten zur Frage der Sterilisation einholte. Ein einziger der befragten Experten, der Gerichtsmediziner Böhmer, erachtete ein Spezialgesetz für überflüssig. Der Psychiater Kretschmer hielt die freiwillige Sterilisation *„bei schwachsinnigen und geistig defekten Menschen …, sofern aus eugenischen Gründen Nachkommen unerwünscht oder andererseits die Fähigkeit zu einer geordneten Kindererziehung zu verneinen ist,"* für wünschbar und empfahl Anschluß an die in der Schweiz geltenden Vorschriften. Der Psychiater Villinger pries den Stuttgarter Entwurf von 1948 als *„angebracht und zweckmäßig"*. Der Psychoanalytiker Mitscherlich, ein unerbittlicher Kritiker der NS-Medizin, meinte, eine besondere *„Regelung der freiwilligen Sterilisation sei insofern zweckmäßig, als eugenische Gesichtspunkte unter bestimmten Bedingungen hervorragende Bedeutung bekommen … insbesondere, wenn die Kriminalität auf Schwachsinn oder Schwachbegabung beruht"*. Der Ärztinnenbund stellte sein Gutachten mehr auf individuelle Folgen ab: *„Bei sicher nachgewiesenen Erbleiden mit starker Penetranz, die die von ihnen Betroffenen gesundheitlich, menschlich und sozial erheblich beeinträchtigen, sollten gesetzliche Bestimmungen die Möglichkeit zu einer Sterilisation auf freiwilliger Grundlage schaffen."*

Das Bild, das die Experten lieferten, dürfte die eugenischen Vorstellungen der meisten deutschen Ärzte im ganzen zutreffend gespiegelt haben. Ihre Erfahrung mit der *„Erbgesundheitspflege"* des *„Dritten Reiches"* war nicht behaftet mit dem Makel des Verbrechens gegen die Menschlichkeit. Unbeeindruckt von der mit der Praxis unmittelbarer Eugenik einhergehenden Beschränkung bzw. Mißachtung des Grundrechts auf körperliche Unverletzlichkeit, urteilten sie nach Zweckmäßigkeitserwägungen, die sie aus ihrem beruflichen Erfahrungshorizont heraus für richtig hielten. Die medizinische Fachpresse lag im gleichen Trend, behandelte Fragen der Eugenik gänzlich unbefangen. In den *„Ärztlichen Mitteilungen"*, dem Organ der Bundes-Ärztekammer, forderte Zerbin-Rüdin 1960 *„eine vernünftige und wirksame Geburtenkontrolle bei den sozial und begabungsmäßig untersten Bevölkerungsschichten ..."* Die Öffentlichkeit müsse es als selbstverständlich anzusehen lernen, daß *„Minderbegabte ihre Geburtenzahl im eigenen Interesse sowohl als in dem der Allgemeinheit einzuschränken haben ..."* In seinem 1961 erschienenen *„Lehrbuch der allgemeinen Humangenetik"* bezeichnete Vogel eine gesetzliche Regelung freiwilliger Sterilisierung aus eugenischer Indikation als unerläßlich, dazu empfängnisverhütende Mittel, die auch von dem Dümmsten angewandt werden können, *„denn nur so wird man vielleicht die negative Korrelation zwischen Fortpflanzungsrate und Intelligenz vollständig abbauen können."* Im Bundesgesundheitsblatt schrieb Nachtsheim 1963 über *„Unsere Pflicht zur praktischen Eugenik"*, verteidigte im gleichen Jahr in den *„Fortschritten der Medizin"* das Erbgesundheitsgesetz von 1933 und bekannte sich zur Sterilisierung Erbkranker auf der Grundlage der Freiwilligkeit. In der linksliberalen *„ZEIT"* war 1966 zu lesen: *„Wenn unter dem Deckmantel der Entrüstung über eindeutige Verbrechen Reaktionäre und Fortschrittsfeinde es geschafft haben, die Arbeit an menschlicher Erblichkeitsforschung und Eugenik ... zu diffamieren, ... so sollten sich heute mutige Ärzte finden, die für eine Wertkorrektur Sorge tragen!"* Harmsen forderte 1967 für den Kreis der sozial Leistungsschwachen organisierte *„aktive Familienplanung"*: *„Das Erfordernis der Einschränkung der Fruchtbarkeit kann unter erbbiologischem Gesichtspunkt bis hin zum Verzicht auf Nachwuchs durch Sterilisierung nicht nur im Interesse der Allgemeinheit liegen, sondern ebenso eine Verpflichtung gegenüber der Familie aus menschlich humanitären Gründen sein."*

Die politische Bewertung des Erbgesundheitsgesetzes, seine Zuordnung zum nationalsozialistischen Unrecht und die daraus sich ergebende Notwendigkeit der Entschädigung für die aufgrund dieses Gesetzes erfolgten Sterilisationen, die seit dem politischen Neubeginn nicht verstummten, kollidierten mit der oben erwähnten Feststellung des amerikanischen Militärtribunals.

Bis 1979 bestimmte diese Entscheidung die Antworten auf die immer wieder gestellten Fragen, ob die Sterilisation aufgrund des EGG als nationalsozialistisches Unrecht anerkannt und entsprechend zu entschädigen sei. Wie sich diese Problematik seither entwickelt hat, ist dem Kapitel „*Wiedergutmachung*" (S. 92) vorbehalten.

Ende der Sterilisierungs-Eugenik

Die Eugenikdiskussion alten Stils endete mit der Studentenrevolte von 1968. Von unmittelbarer Eugenik, gar von Sterilisierung gegen den Willen der Betroffenen konnte von nun an nicht mehr gesprochen werden. Der entschiedene Wandel mag zwar auch darauf beruhen, daß nun die hormonelle die chirurgische Kontrazeption überflüssig gemacht hatte, bestimmend war jedoch ein geistiger Wandel: Die Hinwendung meinungsführender Gruppen zum Fundamentalismus mit seinem Willen zu vollständiger Realisierung der verfassungsmäßigen Rechte des Individuums. Von nun an war nicht nur jegliche Minderung des Rechtes auf körperliche Unversehrtheit indiskutabel, es war auch nicht mehr angängig, Manipulationen des generativen Prozesses via sozialstaatlicher Leistungen vorzuschlagen, die dem Gleichheitsgrundsatz zuwiderliefen. Die medizinische Fachpresse faßte das Thema „*Eugenik*" nur noch mit spitzen Fingern an. Becker schrieb 1971, für junge Leute sei „*die ganz unreflektierte These von der natürlichen Gleichheit aller Menschen bei der Geburt von weltanschaulicher Bedeutung ... Damit ist Genetik von vornherein Irrlehre und Tabu ...*" Die Eugenik sei deshalb zu reduzieren auf die genetische Familienberatung als zur Zeit einzig gangbarem Weg. Doch zugleich brachte er, indem er W. Lenz zitierte, die „*aktive Familienplanung*" ins Gespräch: „*Mit den Methoden der Empfängnisverhütung ist uns die Entscheidung darüber in die Hand gegeben, wer in der Welt von morgen leben wird ..., abwälzen läßt sich die Verantwortung nicht.*"

Den Platz, den die Eugenik eingenommen hatte, besetzt heute die genetische Beratung. Die deutschen Humangenetiker betreiben sie mit Überzeugung. Daß der Effekt von „*Beratungseugenik*" (Zerbin-Rüdin, 1973) gering ist, weil nur ein kleiner Teil der Bevölkerung freiwillig um genetischen Rat nachsucht und sich daran orientiert (Pfeiffer), fällt nicht ins Gewicht, bezweckt sie doch ausschließlich individuelle Gesundheit*.

Entsprechend ist auch das Schrifttum zentriert: Ein Fachorgan deutscher Sprache, in dem Pro und Contra von Eugenik im weiteren Sinn diskutiert werden könnte, gibt es nicht mehr; Meinungsäußerungen finden ziemlich wahllos Platz in Zeitschriften für Allgemeinmedizin und in Kongreßberichten, meist nur die Praxis der nationalsozialistischen „*Erbgesundheitspflege*" kritisierend, seltener die Wünschbarkeit von Eugenik zaghaft in Betracht ziehend. In dieser zerfasernden Diskussion tritt eine Vielfalt von Gedanken und Argumenten zutage, die meist schon vor 1968 oder gar vor 1933 gebraucht worden sind.

---

* Lt. Schroeder-Kurth („*Ärztliche Praxis*" 39, 1987, 2721) sind 1986 von den 59 in der Bundesrepublik Deutschland tätigen beratenden Stellen etwa 35.000 genetische Beratungen durchgeführt worden.

Die Fundamentalkritik

Die heute gegen Eugenik möglichen bzw. geäußerten Bedenken werden in den zehn folgenden Abschnitten getrennt dargestellt, was vermuten lassen könnte, sie entsprängen verschiedenen Grundhaltungen. Tatsächlich handelt es sich aber nahezu durchgehend um Teile der 1968 etablierten Fundamentalkritik, der alle Bereiche des gesellschaftlichen Lebens unterliegen. Der Primat des Individuums war zwar schon im Grundgesetz festgeschrieben, genießt aber erst seit jenem Jahr den absoluten Vorrang vor staatlich-volklichen Interessen, wie immer sie begründet sein mögen. Schon von daher steht alles, was im nationalsozialistischen System eine Rolle gespielt hat, a priori im Verdacht des Unrechts, wenn nicht gar des Verbrecherischen. Diese Kritik versteht sich als reinigende, politische Kraft, wenn sie Exzesse und Fehlleistungen des Unrechtssystems vor den Richterstuhl der Zeitgeschichte zieht. Dabei kommt es ihr aber nicht so sehr auf historische Wahrheit an, als auf „*kritische*" Deutung der Ereignisse und Zusammenhänge, um zu politisch wirksamen Aussagen zu gelangen, denen eine kathartische Wirkung zugetraut wird. Aus dieser Perspektive wird z. B. der Massenmord an 70.000 Geisteskranken und geistig Behinderten von Ebbinghaus et al. in engen inneren Zusammenhang mit der „*Erbgesundheitspflege*" gestellt, allerdings sei er „*noch immer nicht umfassend geklärt. . . . Zwangssterilisierung und Euthanasie waren Mittel derselben Vernichtungsstrategie, welche die NS-Medizin für die ‚unheilbar Kranken' beschlossen hatte.*"

Als journalistisch handliche Deutung der Vergangenheit ist diese Anschauung gängige Münze. Im „*Spiegel*" hatte es 1983 geheißen, die angewandte Eugenik habe zu den Nürnberger Rassegesetzen, zur Euthanasie von Geisteskranken und schließlich zu den Krematorien von Auschwitz geführt. Der „*Kassenarzt*" behauptete 1985, die Euthanasie sei als rassenhygienische Maßnahme ergänzend zur Sterilisation angewendet worden und die erbbiologischen Programme seien schließlich ins Verbrecherische hinübergeglitten.

Die Kritik am Erbgesundheitsgesetz gipfelt in Formulierungen wie: Es sei die „*Vorstufe der späteren massenweisen Vernichtung der ‚Volksschädlinge'* " gewesen, es sollte Einzelschicksale „*einem imaginären Rassegedanken unterwerfen. Die Dampfwalze der völkischen Ideologie sollte über alle hinwegfahren, die nicht in das Bild vom gesunden, arischen Menschen hineinpaßten*". Die Absicht der historischen Verkürzung wird offenkundig, wenn Ebbinghaus und seine Mitarbeiter den Erzvater der Eugenik in Deutschland, A. Ploetz, in ihrer Schrift überhaupt nicht erwähnen, und wenn Grotjahn nur beiläufig als „*Bindeglied zwischen ‚Sozialmedizin' und ‚Rassenhygiene'* " apostrophiert wird. Denominationen, die der politischen Agitationssprache entnommen sind, treten an die Stelle von Begriffen, die, wenn auch nicht eindeutig definiert, so doch historisch verständlich geworden sind. Damit verlieren solche Reden und Schriften unnötig an Überzeugungskraft. Als ob es noch abträglicher Worte bedürfte, um die nationalsozialistische Weltanschauung bloßzustellen!

Schon 1926 sah sich Grotjahn genötigt, dem „*Schlagwort von der Vernichtung lebensunwerten Lebens*" entgegenzutreten. Die Verquickung von Eugenik und Euthanasie in der Publizistik geht zurück auf eine 1895 erschienene Schrift von Ploetz, in der es heißt: „*Stellt sich heraus, daß das Neugeborene ein schwächliches oder mißgestaltetes Kind ist, so wird ihm ... ein sanfter Tod bereitet ...*" Conrad-Martius

„vergißt" beim Zitieren dieser Stelle zu bemerken, daß sie Teil ist *„einer Art rassenhygienischer Utopie, über deren komisches und grausames Äußere der Leser nicht zu erschrecken braucht, es ist ja eben nur eine Utopie von einem einzigen ... Standpunkt aus, welcher nur den Conflict der bis in ihre Consequenzen verfolgten Anschauungen gewisser darwinistischer Kreise mit unseren Culturidealen deutlich hervortreten lassen soll"*. Die Autorität des *„Instituts für Zeitgeschichte"*, das jene Schrift herausgegeben hat, sichert der Fälschung Geltung und Dauer in der Publizistik. Da die gedankliche Verknüpfung von Eugenik mit Massenmord sich leicht und lukrativ vermarkten läßt, gar wenn jene prinzipiell als *„Rassenhygiene"* bezeichnet wird, ist vorläufig nicht zu erwarten, daß sachliche Darstellung sich durchsetzt. Zu tief sitzt das Mißtrauen gegen ethisch zweifelhafte Eingriffe in die menschliche Fortpflanzung. Die Schwierigkeit, Pragmatik* und Ethik zu vereinbaren, lag von Anfang an zutage. Ploetz hat schon 1895 die Beziehungen der Eugenik zu den humanen Idealen deutlich gemacht. Goldstein schrieb 1913, daß *„das Fundament der Sittlichkeit, weil es die Grundlage der Existenzmöglichkeit des Menschen überhaupt ist, auch die Grundlage der rassenhygienischen Bestrebungen sein muß. In der Möglichkeit, die biologischen Forderungen mit den sittlichen in Einklang zu bringen, liegt überhaupt die Möglichkeit rassenhygienischer Maßnahmen, wenn sie nicht ihren wesentlichen Zweck verfehlen sollen"*.

Die Befolgung fortpflanzungshygienischer Ratschläge der Ärzte, so meinte Grotjahn (1926), lasse sich auch nicht mit den Mitteln der Staatsgewalt erzwingen. Die praktische Eugenik könne sich nicht die sozialen Verhältnisse unter-

---

* Eine philosophische Gegenposition zur Eugenik hat Tönnies bereits 1905 aufgerichtet in seiner Kritik der Schallmayer'schen Preisschrift zur Krupp'schen Preisfrage von 1900. In der vorliegenden Schrift bleibt dieser Topos unberücksichtigt.

ordnen, habe sich vielmehr den sozialen Verhältnissen anzupassen. Es gelte, „*die meist unbeabsichtigten und wenig auffallenden Nebenwirkungen ins helle Licht zu rücken und Mittel zu finden, ... die dysgenischen Tendenzen zu unterdrücken und die eugenischen zu begünstigen.*" Mehr zu wünschen, würde heute kein Anhänger der Eugenik wagen, doch auch schon damit würde er die öffentliche Meinung überfordern. Ein auf Enthüllungen erpichter Journalismus zerrt jede wirkliche oder auch nur scheinbar eugenische Frage in die Schlagzeilen. „*Panorama*" und „*Spiegel*" berichteten 1984, alljährlich würden Hunderte oder gar Tausende geistig behinderter Mädchen auf Wunsch der Eltern sterilisiert. „*Empfängnisverhütung etwa per Pille oder Spirale ist den Verantwortlichen offenbar zu mühselig ... statt dessen wird allerorten sterilisiert.*" Die Verantwortlichen sind hier die Eltern. Lediglich die angewandte Methode der operativen Unfruchtbarmachung ermöglicht die gedankliche Zuordnung zur Eugenik. Der Vorgang selbst ist von gänzlich anderen Motiven und Zwecken bestimmt. „*Es kann vorkommen*", schreibt der holländische Moraltheologe Sporken, „*daß man dem sexuellen Umgang geistig behinderter Menschen nicht vorbeugen kann (oder will), obwohl eine Schwangerschaft völlig unverantwortlich wäre. Hinsichtlich der Sterilisation von geistig Behinderten kann man einen anderen Standpunkt einnehmen ..., weil die menschliche Daseinsbedingung ... völlig verschieden ist. Es ist dagegen im Interesse des geistig Behinderten, daß andere die Verantwortung, zu der sie nicht fähig sind, tragen und ausüben ... Die verantwortlichen Personen stehen vor der erzwungenen Wahl, entweder den geistig Behinderten den Wert von Ehe und Sexualleben vorzuenthalten, oder durch erblich belastete Kinder sowohl individuelle als auch soziale Belange ernstlich zu benachteiligen, oder selbst für die nötige Verhütung Sorge zu tragen. Dies letztere bedeutet, daß faktisch eine Form von Sterilisation ... im Auftrage* *der für ihn/sie verantwortlichen Personen ausgeführt wird . . . Diese Art des Entscheidens wird auch die Wahl des geringeren Übels genannt . . . Aus diesem Grund erscheint mir in derartigen Ausnahmefällen eine Entscheidung zur vorübergehenden oder bleibenden Unfruchtbarmachung ethisch vertretbar zu sein."* Die rechtliche Zulässigkeit der operativen Unfruchtbarmachung jener bedauernswerten Mädchen ist kein Problem der Eugenik und hat mit der „*Erbgesundheitspflege*" oder sonstigem Gedankengut des Nationalsozialismus nichts zu tun*.

Wertsetzung

Die Verlagerung eugenischer Vorstellungen von der kollektiven Erbgesundheitspflege zur individuellen genetischen Beratung samt persönlich zu verantwortendem Handeln hat die Frage nach der Wertsetzung offengelassen. Auch in diesem engen Kreis der unmittelbar Beteiligten fallen die Entscheidungen über Leben und Tod Ungeborener auf Grund von Wertvorstellungen und -abwägungen. Daß überindividuelle Wertsetzungen den meisten Bürgern suspekt geworden sind, hält sie nicht davon ab, in eigener Sache nach tradierten Mustern zu handeln. Unlängst hat Markl die Leser der „*Frankfurter Allgemeinen Zeitung*" darauf gestoßen, daß wir alle unbewußt eugenisch denken und handeln: „*. . . zunächst treiben wir alle positive Eugenik,*

---

* Die Bundesärztekammer hat im *Deutschen Ärzteblatt* 84, 1987, 1769 - 1772 Stellung genommen zur „*Zulässigkeit einer Sterilisation geistig Behinderter aus eugenischer oder sozialer Indikation*". Sie betont das Recht der Eltern, im wohlverstandenen Interesse für ihr geistig behindertes Kind eine solche Entscheidung zu treffen. — Die Rede ist dabei auch von einer „*sozial-familiären Indikation*".

und zwar seit Menschengedenken . . ., zum Beispiel wenn wir uns einen möglichst guten Partner suchen. Gesund soll er/sie sein, schön und klug soll er/sie sein, am Ende noch blond und groß . . .: Da wird doch zum Greifen klar auch eugenische Zuchtwahl getrieben." Geschähe solches ohne Wertsetzung?

In der Kritik der Eugenik wird die Frage nach der Wertsetzung, die die Richtung der Einflußnahme auf den generativen Prozeß bestimmen soll, nur selten gestellt. Die alten Eugeniker haben sich damit nicht aufgehalten, ihnen genügte Galtons Devise: *„Civic worth, civic usefulness."* Auch Ploetz wollte sich *„auf den Leitfaden der Tüchtigkeit . . . verlassen. Denn die Tüchtigkeit, die individuelle und soziale, ist ja der eigentliche Leitstern".* Schallmayer, im Grund gleicher Meinung, erkannte aber bereits das ethische Konfliktpotential der Wertsetzung und meinte, das stärkste Hindernis einer natürlichen Wertschätzung der Erbanlagen beim Menschen mit der Anerkennung der durch die Erbanlagen mitbedingten großen Wertunterschiede zwischen den menschlichen Individuen liege darin, daß eine solche Wertschätzung sich nicht mit unseren überlieferten Begriffen von Gerechtigkeit und freiem Willen in Übereinstimmung bringen lasse. Aber unser ‚Wert für die Mitmenschen', wie auch das persönliche Lebensglück werde mehr durch ererbte Anlagen bedingt als durch etwas anderes. Den Widerspruch hat Schallmayer also gesehen, aber ihn auszuräumen hat er nicht unternommen.

Die Galton'sche Kurzformel hat den Genetikern auch noch genügt, als sie darangingen, ihre Vorstellungen in Gesetzesform zu gießen. Der blinde Jurist Kraemer, Geschäftsführer des Deutschen Blindenverbandes, der sich persönlich bedroht fühlte, hat diese Kernfrage der Eugenik schon damals scharfsinniger behandelt als die heutigen Kritiker. Seine Schrift blieb zu ihrer Zeit — sie wurde 1933 gedruckt — unbeachtet und wurde vergessen. Darum sei hier das Wesentliche zitiert: „*Der Begriff der eugenischen Minderwertigkeit ist nicht etwa naturwissenschaftlich begründet und abgegrenzt, sondern stellt ein Werturteil dar. Als minderwertig werden solche Anlagen und Menschen bezeichnet, die nicht erwünscht sind. Eine klare Abgrenzung des Minderwertigkeitsbegriffs gibt es daher nicht ... Worauf soll es nun bei der Bewertung ankommen? — Bei der Beurteilung eines bestimmten Daseins muß man zunächst zwei Werte unterscheiden: Nämlich erst den Wert, den dieses Dasein für den Träger hat, also den Eigenwert, und zweitens den Wert, den es für andere, insbesondere für die ... Gemeinschaft hat, also den Gemeinschaftswert ... Das Lebensglück des Einzelnen hängt einzig und allein von seiner anlagemäßigen seelischen Glücksbegabung ab und wird daher von körperlicher Gebrechlichkeit ... kaum oder gar nicht berührt. Bei der Ermittlung des Gemeinschaftswertes gehen die Eugeniker mehr oder weniger bewußt vom Gesichtspunkt der kriegerischen Tauglichkeit aus ... Als Wertmaßstab wird sodann ... die berufliche Tüchtigkeit, namentlich die Erwerbsfähigkeit verwendet ... Ist denn die Tüchtigkeit in Beruf und Erwerb wirklich der alleinige und entscheidende Maßstab für den Gemeinschaftswert des Einzelnen? ... Außerhalb des Berufs- und Erwerbslebens liegende Fähigkeiten, die doch für das Gedeihen aller menschlichen Gemeinschaften von größter Bedeutung sind, werden bei der gesellschaftlichen Bewertung des Einzelnen allgemein und von den Eugenikern im Besonderen meist ganz übersehen.*" Soweit Kraemer.

Daß seine Bedenken Gehör gefunden und die Väter der „*Erbgesundheitspflege*" dazu bewegt hätten, sich um Verdeutlichung ihrer Vorstellungen vom Eigenwert der Eugenik zu bemühen, lag gewiß nicht in der Gewalt dieses blinden, aber klarsichtigen Mannes; aber sie scheinen gefühlt zu haben, daß die Entscheidung über Wert und Unwert nicht gänzlich dem „*gesunden Volksempfinden*" anheimgestellt werden könne. Die Zunahme der Zahl der *„Grenzfälle"*, die den Erbgesundheitsgerichten zu schaffen machten, verlangte ebenso nach Klarstellung wie die *„Zweifelsfälle"*, die die sich mehrenden Berechtigungen auf staatliche Leistungen entstehen ließen. Die *„Richtlinien für die Beurteilung der Erbgesundheit"* vom 18. Juli 1940 normierten die bisherigen, wenig konzisen Einzelbestimmungen, um die Entscheidungspraxis zu vereinfachen. Ihren Kern bildeten diese Sätze: *„Die Erbtüchtigkeit einer Person hängt ab von ihrem eigenen gesundheitlichen Zustand und der Beschaffenheit ihrer Sippe. Dabei ist ebenso ihr Gesamtwert für die Gemeinschaft hinsichtlich der Fähigkeiten, Begabungen usw. wie auch das Vorhandensein von Erbleiden zu würdigen. Unter den Erbleiden sind nicht allein die im Gesetz ... aufgezählten Erbkrankheiten ... zu verstehen, sondern alle vererbbaren Leiden und Eigenschaften, die den Wert des Betroffenen gegenüber der Volksgemeinschaft beeinträchtigen."*

Als Steuerungselement auch der mittelbaren Eugenik wollten die Richtlinien zwar einen praktikablen Rahmen liefern, den Ermessensspielraum jedoch nicht allzusehr einengen. Ihre Autoren waren sich wohl darüber im klaren, daß sie mit unbestimmten Rechtsbegriffen hantierten, bezeichneten sie doch *„Erbgesundheit"* als *„relativen Begriff"*, den sie pragmatisch ausformen wollten: Bei der Auslese nach erbpflegerischen Gesichtspunkten müsse die Beurteilung der Leistungsfähigkeit von entscheidender Bedeutung sein. *„Asoziale*(n) *Personen"* seien alle Zuwendungen zu versagen, denn *„asozialer Nachwuchs ist für die Volksgemeinschaft vollkommen unerwünscht"*. Daher können asoziale Familien mit vielen Kindern niemals als kinderreiche Familien angesehen werden. Asoziale seien Personen, die a) fortgesetzt straffällig werden, b) arbeitsscheu, c) unwirtschaftlich und hemmungslos, d) Trinker oder Prostituierte sind. *„Familien sind als asozial zu bezeichnen, wenn mehre-*

re ihrer Mitglieder asozial (gemeinschaftsfremd) sind und die Familie selbst im ganzen gesehen eine Belastung für die Volksgemeinschaft darstellt." Im Grunde kennen die Richtlinien keinen anderen Leitfaden als Galtons *„civic worth, civic usefulness"*. Sie definieren *„tragbare Familien"* als Zwischenstufe zwischen den asozialen Familien und der *„Durchschnittsbevölkerung"*, zu der alle Familien gehören, *„soweit sie nicht als unterdurchschnittlich ... gekennzeichnet sind oder zu der besonderen Auslese ... gehören"*, die *„erbbiologisch besonders hochwertige Personen"* umfaßt.

Die Wertsetzung als Grundproblem der Eugenik ist in neuester Zeit wieder hervorgehoben worden. *„Der biologistisch begründete Begriff der Minderwertigkeit steht im Mittelpunkt der nationalsozialistischen Rassenhygiene. Die Gedanken des Sozialdarwinismus werden dabei mit den rassistischen Zielen der NS-Heilslehre verbunden"* (Schmacke et al.). Ob solche, den Sachverhalt auf Schlagworte reduzierende Formulierungen geeignet sind, die Problematik der Wertsetzung der Eugenik einer breiteren Öffentlichkeit bewußt zu machen?

Das Phantom der „Aufartung"

Bei der schon erwähnten Eugenik-Tagung des Preußischen Landesgesundheitsrats im Jahre 1932 hat Eugen Fischer argumentiert: *„Es wäre in der Tat vermessen, wenn Menschen eingreifen wollten in die natürliche Fortpflanzung des menschlichen Geschlechts. Aber haben wir eine solche? ... bei der Fortpflanzung sind vielfach nicht persönliche, sondern sachliche Rücksichten maßgebend, rein nach äußerlichen wirtschaftlichen Verhältnissen."* Zumindest in der Zeitspanne, die die Sozialhistoriker überblicken könnten, hätten gewiß nicht Naturgewalten eine Auslese im Sinne der Eugenik bewirkt, sondern vornehmlich gesellschaftliche Präferenzen und Benachteiligungen die Paarbildung gesteuert und die Fruchtbarkeit differenziert. In der Tat waren die generativen Bilanzen der Sozialschichten im 17./18. Jahrhundert kraß unterschiedlich. In erzgebirgischen Dörfern hat Weiss die folgenden Zahlen ermittelt:

	Kinderzahl	davon wiederum verheiratet
Vater des Probanden erbbegütert	6.8	3.4
Vater und Schwiegervater erbbegütert	7.6	(-)
Vater unbegütert	4.8	1.6

In den erbbegüterten Familien starben 48 % der Geborenen im Säuglings- und Kindesalter, bei den Handarbeitern 68 %. Ein höherer Anteil von Ledigen unter den Besitzlosen bewirkte einen weiteren Vorteil der Besitzenden. Die Frage, ob diese ökonomisch bedingte Differenzierung des generativen Prozesses zu qualitativen Änderungen der Bevölkerungsstruktur geführt hat, wäre nur aus dogmatischer Position zu beantworten. Vermuten läßt sich, daß die Intelligenteren und Tatkräftigeren unter den Besitzlosen bessere Heirats- und Nachwuchschancen hatten und eher den Übergang in die *„Mittelgruppe"* von Gärtnern und Häuslern schafften. Wüßten wir, ob und wie sich diese Erfolgreichen dann in der angehenden kapitalistischen Wirtschaft durchgesetzt haben, wäre eine begründete Antwort zu wagen. Die soziale Differenzierung der generativen Bilanz dauerte bis in unser Jahrhundert. Noch anfangs unseres Jahrhunderts endeten bei Berliner Arbeiterfrauen 17 % der Graviditäten mit Fehlgeburten; 33 % ihrer Kinder starben vor dem vollendeten 15. Lebensjahr (Hamburger).

Administrative Behinderungen der Verehelichung sind als Ursache unterschiedlicher Fruchtbarkeit von Sozialschichten gleichfalls in Betracht zu ziehen. Bereits im Mittelalter war in den Städten der Erwerb des Bürgerrechts vor der Eheschließung zwingende Vorschrift — eine hohe Hürde für die große Zahl der Nicht-Bürger in den Städten und für Zuzügler! Das Junktim zwischen Bürgerrecht und dem Recht auf Verehelichung ist erst 1868 durch ein Gesetz des Deutschen Bundes aufgehoben worden (Bayern verweigerte dessen Einführung). Wie sich auf dem Lande die Unfreiheit der meisten Menschen, ihre Abhängigkeit von den Grundherren, auf die Möglichkeit der Verehelichung auswirkte, ist im eingesehenen Schrifttum nicht dargestellt. Eine systematische Entwicklung wird erst im Zeitalter des Absolutismus erkennbar, als das politische Gemeinwesen sich mit sozial unerwünschten Eheschließungen konfrontiert sah, die nach kanonischem Recht gültig waren. Mittels eines Ehehindernisrechts in Form von Einzeleingriffen in das kanonische Recht trachtete man, sie zu verhindern. *„Je mehr das Bewußtsein der staatlichen Rechtshoheit erstarkte, desto häufiger wurde das Eheverbot. ... Jede Form der ‚utilitas publica', jede ‚Staatsraison', ist geeignet, ein Eheverbot hervorzubringen. ... So wurde Personen ohne Mittel und Einkünfte, ‚Vagabunden' u.s.w. die Verehelichung ganz versagt oder an eine obrigkeitliche Erlaubnis gebunden. ... Wie schwierig ein solches Zeugnis (des ehrlichen Auskommens und Brotgewinns) zu erhalten gewesen sein dürfte, illustriert die Tatsache, daß die Herrschaft bzw. die Gemeinde, welche das Zeugnis ausstellte (1727 in Österreich), verpflichtet war, die Eheleute zu unterhalten, wenn sie eines Tages der Armut verfielen"* (Thudichum). Ungenehmigte Verehelichung bedrohte die Bettelordnung der Stadt München mit zehn Jahren Zuchthaus.

Während des 18. Jahrhunderts bedurfte in Süddeutschland ein Großteil aller Eheschließungen der obrigkeitlichen Bewilligung. Ein Rezeß zwischen Bayern und dem Ordinariat Augsburg statuierte 1785, *„kein Ehepaar soll ohne*

Consens der weltlichen Obrigkeit eingesegnet werden." Voraussetzung für die Eheschließung von Jungmännern war in Württemberg die Erlernung eines Handwerks, Mädchen hatten die Erlernung der Ökonomie nachzuweisen. In Österreich mußten seit 1806 jüdische Heiratswillige ihre Schulzeugnisse vorlegen. Nach der „*Nassauischen Verordnung wegen Verheirathung deren jungen Purschen*" von 1733 war vor Erteilung des behördlichen Konsenses zu prüfen, ob der minderjährige Bräutigam „*auch einen tüchtigen Unterthanen abgeben könne*". Solche Vorschriften lassen sich, ebenso wie das in der Württembergischen Ehe- und Ehegerichtsordnung von 1687 ausgesprochene Verbot der Verehelichung von „*Stummen, Blinden, Lahmen, Tauben sowie Simplen und zum Ehestand und der Haushaltung unfähigen Personen*" als eugenische Intentionen interpretieren. Freilich waren sie anderen Absichten entsprungen:

p o l i t i s c h e Ziele, z. B. Verhinderung des Überhandnehmens des „*Proletariats*", verbunden mit Verarmung und schließlicher Neigung zur Revolution;

d e m o g r a p h i s c h e Erwägungen, z.B. Verhinderung der Überbevölkerung kleiner Herrschaftsbereiche;

ö k o n o m i s c h e Zwecke, z.B. Sicherung des Familienunterhalts zwecks Verhütung von Armut und Minderung der Fürsorgelast;

r e l i g i ö s e Vorurteile, z.B. im 17./18. Jahrhundert zur Beschränkung der Zahl der Juden.

Aus diesem Raster von Absichten eine Bilanz möglicher Wirkungen auf die qualitative Bevölkerungsstruktur herauszulesen, wäre gewagt. Begünstigten sie eine Differenzierung des generativen Prozesses im Sinne einer Anreicherung von Erbanlagen in Richtung höherer intellektueller Fähigkeiten und persönlicher Aktivität? Andere, unmittelbar wirkende Mechanismen sind vermutlich einflußreicher gewesen, so die brutale Strafjustiz, die Antisoziale bereits in jungen Jahren tötete, die Abdrängung von sozial leistungsschwachen Menschen auf die Landstraße, wo sie meist kinderlos blieben, und die geringe Überlebenschance unehelicher Kinder in Asylen. Welche Effekte sie im einzelnen und im ganzen hatten, ist weithin der Spekulation anheimgegeben. Wer zur Ehe kam und Kinder hatte, sagen die Register; wem und warum sie absichtlich vorenthalten wurden, wissen wir nicht. Als engagierter Kritiker der Eheverbote wollte Thudichum deren Auswirkungen an der Heiratsziffer und an der Quote der nicht-ehelich Geborenen ablesen. In Preußen, das die Eheschließung nicht behinderte, hatten in der ersten Hälfte des vorigen Jahrhunderts die Heiratsziffern 30-40 % höher gelegen als in Bayern, Hessen und Württemberg. Während man in Alt-Bayern 22,5 % uneheliche Geburten zählte, waren es in der bayerischen Pfalz, die keine Eheverbote kannte, nur 9 %. (In Wien 1851 angeblich 52 %.) Daß derartige Alternativen den generativen Prozeß auch qualitativ differenzierten, ist denkbar, aber gegenwärtig nicht mehr als eine Vermutung. Großräumige Unterschiede der intellektuellen Begabung, die auf unterschiedliche administrative Beeinflussung der Bevölkerungsweise zurückgeführt werden könnten, sind bisher nicht gefunden worden. (Briefliche Mitteilungen von Volkmar Weiss, Leipzig.)

Nur von massiven, langdauernden Einflüssen scheinen deutliche Effekte auszugehen, etwa wenn die Verehelichung generell vom Nachweis beträchtlichen Vermögens abhängt und die Heiratserlaubnis teuer zu bezahlen ist, was offenbar eine Auslese auf Geschäftstüchtigkeit, d.h. Intelligenz, bewirkt. Die Juden, auf solche Weise Jahrhunderte lang bedrängt, waren kaum emanzipiert, als sie 1857 in den höheren Lehranstalten Preußens 4,6 mal stärker vertreten waren, als ihrem Anteil an der Bevölkerung entsprach, 1869 sogar 6,4 mal. An den deutschen Hochschulen lag ihre Präsenz 1886 sogar um den Faktor 7,5 höher.

Neben der Befürchtung des Ausbleibens von „*natürlicher Auslese*" steht die Vermutung, die Qualität der Bevölkerung werde durch „*Gegenauslese*" beeinträchtigt. Eine ganze Reihe politisch-gesellschaftlicher Mechanismen wird dabei beschuldigt:

— Egalität des Kindergeldes, das in den unteren Sozialschichten zur Erzeugung von Kindern anrege, im Haushalt der Mittelständler aber nicht ins Gewicht falle;

— Mangel an familiengerechten Wohnungen, die sozial akzeptabel für die Mittelschicht sind;

— relativ großzügige Leistungen der Sozialhilfe und der subsidiären Fürsorgeorganisationen für sozial leistungsschwache, kinderreiche Familien;

— Abhängigkeit der Anwendung und Wirksamkeit der Kontrazeption von der Intelligenz der Frauen;

— schichtenspezifische Differenzierung des Schwangerschaftsabbruchs;

— Erhöhung des Gebäralters infolge „*Verschulung*" der intelligenteren Frauen;

— pronatalistische Maßnahmen mit schichtspezifischer Relevanz, z.B. Freistellung von Lohnarbeit nach Ablauf der Mutterschaftsfrist mit Lohnfortzahlung;

— ideologische Abwertung der Mutter-Rolle infolge Präponderanz der Ledigen und Kinderlosen in den Massenmedien;

— moderne Kriege, die „*immer wieder etwaige rassenhygienische Gewinne vernichten und den Geburtenrückgang der Begabten noch verhängnisvoller machen*" (Ploetz, 1928).

Über die Bedeutung der einzelnen Faktoren im Ursachenbündel einer freilich noch nachzuweisenden „*Gegenauslese*" ließe sich erst sprechen, wenn einschlägige Untersuchungen durchgeführt sind, z.B.

— Stichprobenerhebungen über die Begabtenstruktur der Eltern der Neugeborenen;

— Analyse des generativen Verhaltens von Kohorten, gegliedert nach Schulerfolg bzw. Intelligenztests;

— Beobachtung der Schichtung von Schwangerschaftsabbrüchen.

Derartige Untersuchungen würden jedoch weithin auf Ablehnung stoßen, implizierten sie doch die Annahme, intellektuelle Fähigkeiten beruhten auf Erbanlagen.

Die Positionen der Kirchen

Die Evangelische Kirche hat sich nach 1945 nicht gegen praktizierte Eugenik ausgesprochen. Pastor von Bodelschwingh, der Leiter der Betheler Anstalten, soll 1965 vor einem Bundestagsausschuß geäußert haben, das Erbgesundheitsgesetz sei *„hilfreich"* gewesen; für die Regelung habe bei Schwachsinnigen ein Bedürfnis bestanden (Ebbinghaus et al.).

Die Katholische Kirche hat während des *„Dritten Reichs"* zwar auf ihrem in der Enzyklika *„Casti connubii"* festgelegten Standpunkt beharrt, sich aber mit der Kritik zurückgehalten und im unvermeidbaren Umfang sich auch gefügt. In der Nachkriegszeit hat sie auf förmliche Verurteilung der eugenischen Praxis der Nationalsozialisten verzichtet. Ihre grundsätzliche Ablehnung der Sterilisation hat Papst Pius XII. 1953 präzisiert: *„Die Grundtendenz der Genetik und Eugenik, den Erbgang zu beeinflussen, um das Gute zu fördern und das Schädigende auszuschalten — diese Grundtendenz ist vom sittlichen Standpunkt unwidersprochen. . . . Zu den Maßnahmen, die gegen die Sittenordnung verstoßen, gehört . . . (jedoch) auch die ‚eugenische Sterilisation'. . . . jedwede — nicht nur die eugenische — direkte Sterilisation Schuldloser (. . . ist) dem Naturgesetz zuwider. Unsere Stel-*

lungnahme gegen die Sterilisation war und bleibt unerschütterlich ..."

Rechtsbedenken

Die juristische Kritik eugenischer Vorhaben darf nicht in einen Topf geworfen werden mit pauschaler Verurteilung, die auf publizistische Wirkung angelegt ist. Die Vermischung beider Absichten muß zu Mißverständnissen führen. Der Absicht, der Erbgesundheitspflege auch die außergesetzlichen Sterilisationen des nationalsozialistischen Regimes anzulasten, hält Nachtsheim 1962 entgegen: Mißbrauch sei nicht so sehr mit dem Erbgesundheitsgesetz getrieben worden als mit der Methode der Sterilisation, die von den Nationalsozialisten „*ohne Zugrundelegung des Gesetzes in verbrecherischer Weise aus rassenpolitischen Gründen gegenüber unerwünschten Volkskreisen angewandt wurde*". Alle Unfruchtbarmachungen seien in einen Topf geworfen und die Eugenik damit belastet worden. Nachtsheim verkannte das zu dieser Zeit erstarkende Verlangen nach rechtlichen Normen. Darüber war Wösner sich bereits im klaren, als er Nachtsheim entgegnete: „*Das Erbgesundheitsgesetz erlaubte zu früher Zeit die ersten gewaltsamen Eingriffe in das Recht der körperlichen Unversehrtheit, es schuf, wenn nicht den Begriff, so doch die rigorose Praxis der Verhinderung ‚lebensunwerten Lebens' und ist deshalb in weiten Kreisen mit dem Odium des Verabscheuungswürdigen, das auf allen späteren einschlägigen Maßnahmen des totalitären Staates lastete, mit behaftet.*" Wösners Urteil wäre freilich schlüssiger, hätte er den von nicht wenigen vorgebrachten „*Entschuldigungsgrund*" ausgeräumt, daß einige dem deutschen Gesetz vorangegangene ausländische Eugenik-Gesetze westlicher Staaten bereits das Zwangsprinzip eingeführt hatten. Warum dort kein Widerstand, noch nicht einmal ernsthafter Widerspruch zu bemerken gewesen war, verdiente genaueres Nachforschen. Es scheint, daß man im ersten Drittel unseres Jahrhunderts das Recht auf körperliche Unversehrtheit weniger geachtet hat als im vorangegangenen.

Die nach dem Zweiten Weltkrieg in Deutschland hervorgetretenen Eugeniker haben den Wandel der Einstellung zum Grundrecht auf körperliche Unversehrtheit, der sich bis 1968 vollzog, nicht mehr wahrgenommen. Aus dem Grundrecht war ein unmittelbarer Rechtsanspruch geworden. Der Entwurf zu einem 5. Gesetz zur Reform des Strafrechts, den das Bundesministerium der Justiz 1972 vorgelegt, aber nicht weiter verfolgt hat, stellte den Schutz der Persönlichkeitsrechte an die Spitze aller Erwägungen über Fragen der Zulässigkeit von Sterilisationen. Den Begriff der *„Einwilligung"* zu freiwilliger Sterilisation engte er so entschieden ein, daß für die *„Ersatzeinwilligung"* durch den Vormund etc. kein Raum mehr blieb. Den Arzt, der gleichwohl aus eugenischer oder sozialer Indikation sterilisiert, bedroht der Entwurf mit empfindlichen Strafen. Horn folgerte dies bereits aus geltendem Recht: Selbst wo die Sterilisation die einzige wirkliche Alternative sei, bleibe sie rechtswidrig, solange die zu sterilisierende Person *„nicht wirksam eingewilligt hat. . . . Fühlt sich beispielsweise die schwachsinnige Frau, die jedes Jahr ein Kind auf die Welt bringt, im übrigen aber von Sozialleistungen lebt, körperlich wohl, so ist deren fehlender oder defekter Wille zur Sterilisation durch niemanden ersetzbar. Das gleiche gilt, wenn die nicht einwilligungsfähige Frau — und zwar ohne Gefahr für ihre eigene Gesundheit — dauernd erbkranke Kinder zur Welt bringt."* Die Begründung des Gesetzentwurfes von 1972 läßt keinen Zweifel an der Absicht, die Sterilisation aus eugenischer Indikation unmöglich zu machen, gar wenn sachfremde Gesichtspunkte bei der Einwilligung gesetzlicher Vertreter im Spiel seien: „*Ein sachfremder Gesichtspunkt wäre z. B. das Interesse der Angehörigen oder der öffentlichen Haushalte, Aufwendungen für den Unterhalt künftiger Nachkommen einzusparen.*"

Der Gesetzesentwurf von 1972 ist von den in der Behindertenfürsorge tätigen Verbänden kritisiert worden. Sie bezogen sich auf Petersen und Mitarbeiter, die die Zulässigkeit der Sterilisierung neuerdings für rechtens erklärt hätten, wenn sie nicht gegen den Willen der Patienten erfolge, „*sofern diese auch nur teilweise entscheidungsfähig* (sind)... *Kann die Behinderte Art und Tragweite der Operation verständlich beurteilen, so ist sie in dieser Hinsicht entscheidungsfähig ... Wenn die Behinderte Art und Tragweite der Operation nur teilweise oder gar nicht beurteilen kann, muß der gesetzliche Vertreter in der Frage der Sterilisation entscheiden.*" Diese Erwägung greift allzuweit zurück in die Geschichte der Eugenik. In der Öffentlichkeit wäre sie nicht diskussionsfähig.

Sozialismus contra Eugenik

Die Frage nach der Stellung des Sozialismus zur Eugenik ist ohne vorhergehende Erörterung des „*Sozialdarwinismus*" nicht zu beantworten. Im engeren Sinne versteht man darunter eine Gleichstellung von sozialer und biologischer Auslese, im weiteren Sinne das Studium der gegenseitigen Abhängigkeit von biologischen und sozialen Phänomenen. „ ‚*Sozialdarwinismus' ist heute zum (Tot-)Schlagwort degeneriert*" (W. Lenz). Die dem Sozialdarwinismus zugrunde liegenden Vorstellungen sind nicht von Darwin selbst entwickelt worden, sondern von Spencer, der freilich auf Darwins Erkenntnissen fußte.

Folgt man Conrad-Martius, so ist der Darwinismus eine *„allerdings geniale Erfindung eines vorgeblich physischen Naturprozesses . . . mit vollkommener Ausschaltung irgendwelcher sinnvollen Zielursächlichkeiten"*. Aus der Übertragung des individualistisch-egoistischen Existenzkampfes auf überindividuelle Einheiten, wie Kulturen, Gruppen, Parteien, Ideen und dann auch auf Rassen, ergebe sich der *„Sozialdarwinismus, dessen Ideologie prototypisch für die Ideologie des Nationalsozialismus gewesen ist. . . . Ohne Darwinismus . . . kein Sozialdarwinismus und schließlich auch kein Nationalsozialismus."*

Während des ersten Drittels unseres Jahrhunderts haben sozialdarwinistische Vorstellungen in den Völkern des westlichen Kulturkreises breiten Eingang gefunden,* unter der Not der Weltwirtschaftskrise mehr denn je. Sie bedrohten das Humanitätsideal der Sozialisten. Mehr aber noch als der Beschädigung der ethischen Strukturen widersetzten sich die Sozialisten der Behauptung, die fundamentalen gesellschaftlichen Prozesse seien letztlich genetisch bedingt und nicht auf Einflüsse des geistigen und materiellen Milieus zurückzuführen, hatte doch Marx den Menschen konsequent von der Gesellschaft her gedacht, ihn als das Ensemble der gesellschaftlichen Verhältnisse begriffen und die Entwicklung der menschlichen Gesellschaft auf ökonomische Ursachen und nicht auf einen Selektionsprozeß im *„Kampf ums Dasein"* zurückgeführt (Novak).

---

* In der Rückschau den Zeitgeist vergangener Epochen zu erfassen, ist allemal schwierig. Auch Zeitgenossen, die eigene Wege suchen, wie etwa Friedrich Engels, können ihm verfallen. Schrieb dieser doch 1881 an Kautsky: *„Sollte aber einmal die kommunistische Gesellschaft sich genötigt sehen, die Produktion von Menschen ebenso zu regeln, wie sie die Produktion von Dingen schon geregelt hat, so wird gerade sie und allein (sie) es sein, die dies ohne Schwierigkeiten ausführt."*

Die Unvereinbarkeit mit dem Sozialdarwinismus ist offenbar, ihre Ausdehnung auf die Eugenik unvermeidlich, wenn man eine „*schon bald nach Galton eintretende Vermischung der Eugenik mit dem Sozialdarwinismus*" (Meyer) wahrnimmt. Die Ablehnung des Sozialdarwinismus bestimmt folgerichtig auch die Einstellung der Sozialisten zur Eugenik. Nie sei sie wertfrei und unabhängig von der Gesellschaftsordnung gewesen (Schenk). Dietl nennt sie eine Erscheinungsform der bürgerlichen Ideologie, deren Aussagen „*auch dann, wenn sie sich auf Ergebnisse der exakten Naturwissenschaften stützen, der Rechtfertigung des Herrschaftsanspruchs der imperialistischen Bourgeoisie sehr willkommen waren*". Auch die Lehre der Neo-Eugenik sei „*haltlos, weil sic sich ... auf die irrigen Lehren von der direkten Verbindung von der genetischen Basis des Menschen auf seine geistigen, intellektuellen Eigenschaften stütze. Diese Projekte sind in sozialer Hinsicht verwerflich, weil sie von der rassistischen Ideologie, von Theorie und Praxis des Genozids benutzt werden ... Unter den gegenwärtigen Bedingungen können neo-eugenische Projekte objektiv nur eine reaktionäre soziale Rolle spielen ...*" (Frolow). Leicht wären viele Seiten zu füllen mit solchen Urteilen, doch lieferten sie ein zu einseitiges Bild, denn auch in sozialistischen Staaten gibt es Eugeniker, die in diese rigorose Verdammung nicht einstimmen. Unter Berufung auf eine im real existierenden Sozialismus entwickelte, wissenschaftliche Neo-Eugenik führt Dietl aus: „*Im Zusammenhang mit der raschen Entwicklung der Genetik und der Humangenetik nach 1945 kam es aus ganz anderen (als rassischen etc.), durchaus humanistischen Überlegungen zu eugenischen Konsequenzen. Eine ‚biotische' Verbesserung des Menschen oder ein Suchen nach Möglichkeiten der ‚Nichtverschlechterung' wurden von nicht wenigen Wissenschaftlern als wünschenswert oder sogar als notwendig erachtet, Bestrebungen, die einer eindeutig humanistischen Zielorien-*

tierung für die Humangenetik und ihre praktische Anwendung im sozialistischen Gesundheitswesen bedürften."

Offizielle ideologische Ablehnung von Eugenik bei gleichzeitiger Offenheit für Neo-Eugenik ist nicht leicht in die kleine Münze des schulischen Lehrplans zu wechseln, wie eine einschlägige DDR-Schrift aus dem Jahre 1981 zeigt: *„Moderne genetisch-prophylaktische Maßnahmen sind ... nicht mehr auf eine Beeinflussung der Genhäufigkeit, sondern auf eine Vermeidung des individuellen Leides und der Tragik gerichtet, die mit der Geburt eines unheilbar genetisch geschädigten Kindes verbunden ist ... Es gibt jedoch auch Fälle mit einem hohen Risiko, in denen ... zu Verzicht auf eigene Kinder geraten werden muß. Gewöhnlich tritt dann die Frage nach einem Adoptivkind auf ... Derartige Kinder stammen ... zum Teil von Eltern, die aus gesundheitlichen beziehungsweise intelligenzmäßigen Gründen nicht zur Kontrazeption beziehungsweise zur Erziehung ihrer Kinder fähig sind."* Auch unter optimalen Bedingungen seien die schulischen Leistungen von der genetischen Ausstattung abhängig, die geistige Leistungsfähigkeit müsse *„in ihren zwar weiten, aber mit Sicherheit vorhandenen genetischen Grenzen gesehen werden"* (Witkowski).

Im real existierenden Sozialismus lassen sich die zuvor tabuisierten eugenischen Ideen rascher wiederbeleben als in demokratischen Staaten, was die im abschließenden Kapitel zitierte Zeitungsnachricht bezeugt. Wenn aber schon dort, wo Kritik und Ablehnung am lautesten geäußert wurden und werden, sich unter der Hand eine Neo-Eugenik etabliert, erweist sich die ideologische Distanz doch als schmaler, als die vorherige Heftigkeit ahnen lassen konnte. Knappe Ressourcen und neue Sachzwänge lassen auch beschworene Grundsätze leicht vergessen.

Intelligenzschwäche — Gegenstand alter und neuer Eugenik

Die Fundamentalkritik der Eugenik stützt sich auf die Überzeugung, das Wesen des Menschen sei zwar auch durch Erbanlagen bedingt, aber durch Umwelt und Erziehung nahezu beliebig formbar. Die Behauptung, geistige Leistungsfähigkeit beruhe überwiegend auf Erbanlagen, sei unbewiesen. Diese Überzeugung sei ausgesprochen human, nicht zuletzt wegen ihrer Bedeutung für die Sozialpolitik, wohingegen die eugenische Konzeption, die den mental Retardierten als Schwachsinnigen einstuft und damit gesellschaftlich abwertet, ihre Abgrenzung und Ausstoßung nahelege.

In der veröffentlichten Meinung unseres Landes werden menschlich schwierige Gesellschaftsfragen grundsätzlich an der Elle des gesellschaftlichen Pluralismus gemessen. Daher findet abweichendes, selbst sozial schädliches Verhalten nahezu unbegrenzte Nachsicht. Sie schließt auch die Forderung ein, schwachsinnige Menschen mit all ihren Mängeln als vollwertige Mitbürger anzuerkennen. Wieweit allerdings die breite Masse der Bevölkerung dazu bereit ist, oder sich dem ethischen Gebot nur verbal anpaßt, um sich bei der erstbesten Gelegenheit ihrer alten Abstoßungspraktiken wieder zu erinnern, hängt vermutlich nur davon ab, wie lange die Erinnerung an die zwangsweise Sterilisierung wachgehalten und als Unrecht empfunden wird.

Wo das Menetekel des Mißbrauchs der Eugenik nicht abschreckt, zentrieren sich eugenische Erwägungen nach wie vor auf die große Masse der Geistesschwachen.

Eine Expertengruppe der Weltgesundheitsorganisation bezeichnete 1964 die Reduzierung der Prävalenz von leichtem Schwachsinn als ein Problem *„von großer praktischer Bedeutung, da Schwachsinn so häufig ist. ... (es bleibe) ernsthaft zu erwägen, ob nicht geeignete eugenische Maßnahmen, ohne daß man direkt einen Zwang ausübe, helfen* *könnten, diesen Anteil der mental Retardierten zu reduzieren"*. Im gleichen Sinne hat sich unlängst Wang Xiaming, maßgebender Bevölkerungswissenschaftler der Volksrepublik China, in einer deutschen Zeitschrift geäußert. Weder er noch jene Experten der WHO mögen an Sterilisierung, sondern an Gewährung oder Entzug sozialstaatlicher Leistungen denken, vielleicht verbunden mit organisierter (freiwilliger) hormoneller Kontrazeption. Solche Vorhaben würden in der Bundesrepublik heute auf Unverständnis stoßen, sie sind im pluralistisch-egalitären Konzept undenkbar.

Die eugenische Bewertung der leichteren Formen des Schwachsinns war von jeher problematisch; selbst die *„Erbgesundheitspflege"* des *„Dritten Reichs"* tat sich schwer damit. Das Erbgesundheitsgesetz handelte nicht von erblichem, sondern von angeborenem Schwachsinn, um die im Einzelfall kaum zu klärende Frage nach der Erblichkeit zu umgehen. Eine andere Schwierigkeit war die Abgrenzung der Debilität von physiologischer Dummheit. Die *„Richtlinien für die Beurteilung der Erbgesundheit"* vom 18. Juli 1940 wollten auf nationalsozialistische Manier den Zweifeln abhelfen durch Ausweitung des Krankheitsbegriffs auf nicht-medizinische Symptome, was zur Willkür verleiten konnte — oder sollte. *„Bei Grenzzuständen zwischen Schwachsinn und Dummheit"*, heißt es in dieser Anweisung, *„kommt den Defekten auf charakterlichem Gebiet entscheidende Bedeutung zu. Auch wenn kein Intelligenzdefekt, aber schwere Ausfälle auf dem Gebiet des Willens und des Trieblebens vorhanden sind, ist in einem derartigen Zustand, falls er erblich ist, ein Erbleiden zu erblicken."*

Die Einbeziehung sozialer und sozialpsychologischer Symptome in das auch vom Erbgesundheitsgesetz psychiatrisch-psychologisch bestimmte Zustandsbild könnte auf den Einfluß von Amtsärzten zurückgehen, die mittels Eugenik soziale Probleme lösen wollten, mit denen sie täglich befaßt waren. In ihren Gesundheitsämtern war die Gutachtertätigkeit für die Sozialbehörden und die Gerichte zusammengefaßt, auch die Familienfürsorge angesiedelt, die einen Strom von Informationen über alle erdenklichen Auffälligkeiten aus allen Bereichen der öffentlichen Fürsorge in ihre Registraturen lenkte. War der Amtsarzt eugenisch motiviert und/oder wurde er von seinen Vorgesetzten zu extensiver Auslegung des Erbgesundheitsgesetzes gedrängt und war auch das regional zuständige Erbgesundheitsgericht geneigt, mangelhafte *„soziale Bewährung"* eines unbedarften Menschen als Beweis für Schwachsinn anzuerkennen, so wurden solche *„Grenzfälle"* sterilisiert. Ideologische Ausweitung der Indikation *„Schwachsinn"* vermochte solchermaßen auch willkürliche Sterilisierung zu bewirken. Dies und der Umstand, daß der *„angeborene Schwachsinn"* der häufigste Grund zur Sterilisierung war, wurde interpretiert als Kampf gegen die Unterschicht, bei der angeblich geistige und soziale Minderwertigkeit gegenseitig austauschbar seien. *„Vervollständigt mit den Indikatoren des schweren Alkoholismus in Ziffer 8 werden ganze soziale Gruppen einer Sterilisierung zugänglich. Der Willkür war keine Grenze mehr gesetzt. Vor allem wird es sicher nicht schwer gewesen sein, auch politisch Auffällige unter den Titel des angeborenen Schwachsinns zu drücken mit entsprechend ‚schlechter Begriffs- und Urteilsbildung und einer abnormen Gefühls- und Willenssphäre'."*

Ein gut Teil dieser und ähnlicher Kritiken bedürfte detaillierter Belege, um den tatsächlichen Umfang menschenfeindlichen Mißbrauchs der Eugenik so überzeugend darzustellen, daß sie in ein gerechtes Urteil über die *„Erbgesundheitspflege"* des *„Dritten Reiches"* eingehen könnten. Dabei wäre zu bedenken, daß in Einzelfällen auch humanitäre Erwägungen einen Amtsarzt veranlaßt haben könnten, die Sterilisierung zu beantragen, etwa wenn die Familienverhältnisse so trostlos waren, daß er die Frau vor weiteren Schwangerschaften bewahren wollte. Auf das Gewicht solcher Erwägungen in der praktizierten Eugenik hat W. Lenz (1972) hingewiesen: „*Gerade im Fall von Paaren mit zahlreicher, aber wenig begabter Nachkommenschaft könnte eine vorausschauende Familienplanung sich als vorteilhaft erweisen. Dies scheint nicht ein Problem der Genetik zu sein, sondern mehr der Sozialhygiene. In derartigen Familien sind die Mütter mit Arbeit überlastet, die Kinder sind mangelhaft erzogen und auch noch andere Ursachen tragen bei zu dieser ungenügenden physischen, psychischen und erzieherischen Entwicklung. Unter den begleitenden Ursachen — Armut, wenig entwickeltes Sozialverhalten, unsichere gesundheitliche Bedingungen und mangelhafte Förderung der Intelligenz — verknüpfen sich die genetischen und exogenen Faktoren beinahe unentwirrbar.*"

In den westlichen Industriestaaten schwinden die für Geistesschwache geeigneten Arbeitsplätze, weil die Anforderungen der Wirtschaft an das intellektuelle Leistungsvermögen sich immer weiter steigern. Der gesetzlich festgeschriebene Anspruch auf gleichen Lohn legt der Wirtschaft zudem nahe, anspruchslose Arbeit dem Roboter zuzuweisen. Mehr und mehr werden damit die mental Retardierten zu Dauerarbeitslosen, von denen — laut Bundeswirtschaftsminister Bangemann — 60 Prozent keinen Hauptschulabschluß vorweisen können: ein Problem, das dem Sozialstaat über den Kopf zu wachsen droht. Wird man seine Lösung eines Tages wieder der Eugenik übertragen? Wäre die Wissenschaft dann imstande, die der Fähigkeit zur Informationsverarbeitung zugrunde liegenden physiologischen Funktionen zweifelsfrei biochemisch oder elektroenzephalographisch zu messen*, anhand solcher Erkennt-

* Die eindrucksvollen Ergebnisse der Informationspsychologie (Hick, Frank, Lehrl, Weiss) zu referieren, ist hier nicht der Platz. Sie liefert direkte

nisse auch Erbgänge nachzuweisen, so stünde die Gesellschaft vor schwierigsten Entscheidungen.

„Rasse" und „Rassismus"

Über die Bedeutung der Vokabeln „*Rasse*" und „*Rassismus*" * muß Einvernehmen bestehen, soll die Erörterung der Zusammenhänge zwischen Eugenik und Rassismus sich nicht in Mißverständnissen festfahren.

„*Rasse*" hat wenigstens drei Bedeutungen, von denen nur der Gebrauch als Synonym für „*Subspecies*" eindeutig ist: Fortpflanzungsgemeinschaft mit einem für sie typischen Bestand an Erbmerkmalen innerhalb einer Species (Art). Mit anderen Rassen ihrer Art ist sie fruchtbar. Natürlich entstandene und vom Menschen gezüchtete (Tier-)Arten sind insoweit gleich. Weltanschaulich konstruierte, idealtypisch definierte „*Kunstrassen*" entsprechen dieser Definition in keiner Weise, so insbesondere nicht die von Gobineau erfundene „*arische Rasse*". Nicht so einfach zu erkennen ist eine heute ungebräuchliche Bedeutung von „*Rasse*", die

---

Meßwerte individueller, nicht mehr zerlegbarer biologischer Grundgrößen (ausgedrückt in bit bzw. bit/sec.), die genetische Modelle tragen.

* Der Begriff ist politischer Natur, als solcher der Auslegung und Ausweitung zugänglich. Der Autor kennt keine Definition, die ihn präzise faßt, was die Erörterung der Kontaktzone zur Eugenik erschwert und mißverständlich machen kann.

Die Folgen des Rassismus stehen in krassem Mißverhältnis zu seiner Akzeptanz: Der Verfasser, Student 1931 - 36 an fünf Universitäten, erinnert sich keiner Diskussion, in der die Arier-Doktrin ernst genommen worden wäre. Die Schriften eines Woltmann, de Laponge, Schemann etc. waren uns gänzlich unbekannt, Rosenberg haben wir nicht gelesen und — leider! — auch nicht „*Mein Kampf*".

Ploetz in die Eugenik eingeführt und 1910 definiert hat: *„Rasse (Vitalrasse im Unterschied von Systemrasse) ist eine Erhaltungs- und Entwicklungseinheit des durchdauernden Lebens ... Wir wollen hier von der einfacheren und umfassenderen Voraussetzung ausgehen, daß nur eine menschliche Vitalrasse vorhanden ist."* Derselbe ausführlicher 1927: *„Wir können den Begriff ‚Rasse' sehr weit fassen als einen großen, zusammenhängenden Lebensstrom (Vitalrasse), zu dem alle Individuen gehören, die ihn durch ihre Paarung untereinander und durch die Erzeugung voll fortpflanzungsfähiger Nachkommen dauernd aufrechterhalten, so z. B., wenn wir, wie es die Angelsachsen so gerne tun, von der gesamten menschlichen Rasse sprechen. Oder wir können ihn enger und ganz eng fassen als Generationenfolge von Wesen, die in nahezu allen menschlichen Eigenschaften übereinstimmen, also als kleine oder kleinste Unterrasse; auch Rassengemische können wir mit hineinbeziehen."*

Aus dem gegenwärtigen Sprachgebrauch ist dieser Sinn von *„Rasse"* nahezu verschwunden, klingt nur noch an in Redewendungen wie *„Rasse-Weib"*, *„gesunde Rasse"*. Andere Sprachen haben den alten Wortsinn bewahrt, so wenn die Spanier ihren Tag des spanischen Volkes als *„dia de la raza"* feiern.

Unkenntnis des Bedeutungswandels bedingt die in der Publizistik festgeschriebene falsche Einschätzung der frühen Eugenik als Fundament des nationalsozialistischen Rassismus. Ebenso mißverstanden wird der Begriff *„Rassenhygiene"*, den Ploetz 1908 geprägt und 1910 definiert hat: *„Rassenhygiene als Wissenschaft* ist die Lehre von den Bedingungen der optimalen Erhaltung und Vervollkommnung der menschlichen Rasse."* Er war schon ein politi-

* Ploetz teilte die Hygiene in drei Bereiche: Individualhygiene, Umwelthygiene und Hygiene der Folgegeneration = Rassenhygiene.

sches Reizwort noch ehe die Nationalsozialisten ihn vereinnahmten.

Der Mehrdeutigkeit von „*Rasse*" entspricht eine Undeutlichkeit von „*Rassismus*". Die Endung „=*ismus*" kennzeichnet ihn als (unberechtigte) Übersteigerung von (unter Umständen legitimen) Bestrebungen, eine Fortpflanzungsgemeinschaft abzugrenzen. Abgrenzung vom Ethnozentrismus ist nur möglich, bleibt dessen Übersteigerung, der Fremdenhaß, außer Betracht. Soll das ganze Bedeutungsfeld des „*Rassismus*" erfaßt werden, ist nicht nur der Standpunkt des jeweiligen Beschreibenden und Urteilenden zu berücksichtigen, sondern auch die Ziele der in den „*Rassenkonflikt*" verstrickten Bevölkerungsgruppen, die ihre Haltung jeweils konträr bewerten. Beide können sich auf geglaubte Vorstellungen von ihrem Eigenwert berufen, seien diese tradiert oder ideologisch transferiert. Die Bewertung ihrer Positionen hängt unter Umständen davon ab, ob die aktive Partei Mehrheit oder Minderheit ist. Obwohl Rassismus ex definitione auf (unbegründetem) Vorurteil beruht, prüft die kritische Instanz doch in aller Regel, ob es sich um noch sachlich begründetes, nachfühlbares und damit entschuldbares, eventuell sogar notwendiges, ethnozentrisches Verhalten handelt, oder um verwerflichen Rassismus. Der politisch-moralische Ermessensspielraum erweist sich in der Praxis als ziemlich weit, etwa wenn eine der beteiligten Bevölkerungsgruppen generelle Sympathien genießt oder im Trend einer Ideologie liegt, die die Alleingeltung in der öffentlichen Meinung beansprucht.

Für die Einstufung ethnozentrischen Verhaltens als läßliches Tun oder als Todsünde sind vornehmlich die Art und Weise bestimmend, wie die Abgrenzung realisiert wird. Bleiben die Nürnberger Rassegesetze und der Holocaust als Extremfälle außer Betracht, weil ihre mörderische Brutalität außerhalb des Bereichs des „*normalen*" Rassismus liegt, so findet sich eine erstaunliche Differenzierung der

Kritik. Toleriert wird in aller Regel, daß eine Bevölkerungsgruppe auf Endogamie besteht und nur Kinder ihrer Frauen als originär Zugehörige anerkennt, vorausgesetzt, daß sie einheiratende Frauen und abtrünnige Männer nicht diffamiert. (Dies trifft z. B. für die Juden zu.) Wird die Einheirat gruppenfremder Frauen nicht toleriert, wird deren Kindern die Eingliederung verweigert, diskriminiert sie also die durch die Ausgrenzung entstandene Randgruppe, so kann wohl nur unreflektierte Sympathie das Verdikt des Rassismus unterdrücken, was besonders dann naheliegt, wenn die rassistisch sich gebärdende Gruppe selbst rassistisch diskriminiert wird. (Dies gilt z. B. für „echte" Zigeuner.) Die beiden Beispiele bezeugen, wie subjektiv — und vage — der Begriff *„Rassismus"* ist; weitere einschlägige Exempel sind in fast jeder Zeitung zu finden.

Sich abgrenzende Bevölkerungsgruppen verstehen sich meist als Sprach- oder Glaubensgemeinschaften, können aber gleichwohl Rassen im biologischen Sinne sein. Allen ist gemeinsam, daß sie dem *„Wir"* die *„Anderen"* entgegenstellen. *„Würden wir nur den einzelnen sehen, würden wir Rassen gar nicht wahrnehmen. Nur das Denken in Kollektiven ermöglicht uns das — und damit jeglichen Rassismus."* (Meyer)

Wurzeln des Rassismus

Bei Ploetz, dem Begründer der Eugenik in Deutschland, die Wurzeln des nationalsozialistischen Rassenwahns zu suchen, wäre vergeblich, denn er bekannte sich zu der Meinung, *„daß auch die Europäer durchaus keine reinen Arier sind"* und daß *„so mancher Franzose und Deutsche, der sich von reinster indogermanischer Abkunft glaubt, . . . ein Nachkomme der Höhlenmenschen"* ist. Vermischung der

Rassen galt ihm als *„Mittel der Steigerung der Rassentüchtigkeit"*. Er trat ein für totale Assimilation und Vermischung der Juden und verurteilte den Antisemitismus.

Wenn aber nicht bei Ploetz, wo sonst wären die Wurzeln der Rassenideologie Hitlers zu finden? Ein Blick auf das geistige Milieu seiner Epoche könnte weiterhelfen. Oscar Hertwig, der bedeutendste deutsche Zoologe seiner Zeit, bemerkte 1918: *„Man glaube doch nicht, daß die menschliche Gesellschaft ein halbes Jahrhundert lang Redewendungen wie ‚unerbittlicher Kampf ums Dasein', ‚Auslese der Passenden', ‚Vervollkommnung durch Zuchtwahl' usw. in ihrer Übertragung auf die verschiedensten Gebiete wie tägliches Brot gebrauchen kann, ohne in der ganzen Richtung der Ideenbildung tiefer und nachhaltiger beeinflußt zu werden."* Der Theologe Novak, der diese Äußerung zitiert, fügt hinzu: *„Für die Richtung der ‚Ideenbildung' unheilvoll mußte sich auch die Verabsolutierung des Erbfaktors auswirken. Es schien nun, als seien die Erbanlagen das letzte Faktum, das über Wohl und Wehe der Menschheit entschied ... (eine) Überstellung der menschlichen Gesellschaft unter das Diktat eines vulgär-brutalen Darwinismus, gekoppelt mit einer wissenschaftlich nicht vertretbaren Überschätzung der Erbanlagen."*

Ob dies aber die Wurzel der Hitler'schen *„Weltanschauung"* war? War es nicht eher die naturphilosophische Mystik, die schon vor dem Ersten Weltkrieg sich unter den Halbgebildeten ausgebreitet und in der Nachkriegszeit in München geblüht hat? Im Mittelpunkt der Hitler'schen *„Weltanschauung"* standen quasi-religiös überhöhte Vorstellungen vom Wert einer *„nordischen Rasse"*, die Gestalt und Seele — beide gleich *„edel"* — in sich vereinigt; im Gegensatz dazu *„das Judentum"* als vermeintlicher Hort alles Bösen und Häßlichen. Komplettiert wurde diese rassistische Wahnthese durch den Irrglauben an die Schädlichkeit von Rassenmischung, den keine biologische Erfahrung bestätigt.

Die nationalsozialistische Rassenideologie war von den Naturwissenschaften weit entfernt. Die Gebildeten hat sie weit weniger beeindruckt, als die massive Propaganda erwarten lassen konnte. Der Volkswitz bemächtigte sich ihrer, maß Parteigrößen am propagierten nordischen Idealtyp, nannte Goebbels einen „*Schwundgermanen*". Freilich gab es aber auch genug Glaubenseifrige und Opportunisten, die den im geborgten Gewande der Wissenschaft daherkommenden Rassismus als Wahrheit aufnahmen, danach handelten.

Die Geschichte der Sterilisierung der „*Rheinlandbastarde*", deren gründliche Darstellung wir Pommerin verdanken, führt an einen der Ursprünge des Rassismus, zur „*Schwarzen Schmach am Rhein*". Die französische Streitmacht, die nach 1918 das Rheinland besetzte, bestand zum größten Teil aus Kolonialsoldaten, nicht weil die französische Regierung die Deutschen demütigen wollte, sondern weil die dienstpflichtigen Franzosen zu demobilisieren waren und deshalb auf die freiwillig dienenden farbigen Truppen zurückgegriffen werden mußte. „*Rassische Diskriminierung*" war nicht bezweckt. Dennoch wurde die Entsendung von Soldaten schwarzer und gelber Hautfarbe damals als Verstoß gegen ein ungeschriebenes „*Rassengesetz*" empfunden, auch in Großbritannien. Noch lief das Denken in den Bahnen des Kolonialismus*, auch in den Köpfen führender Sozialdemokraten. Reichspräsident Ebert sprach von „*farbigen Truppen niederster Kultur*", Reichskanzler Müller von „*kultureller und politischer Schande*". Der bayerische Ministerpräsident v. Kahr nannte es eine „*tief brennende Schmach, die mit der Verwendung farbiger Truppen in Deutschland der gesamten weißen Rasse*" (!) angetan würde.

---

* In Deutsch-Ostafrika waren Ehen zwischen Deutschen und Farbigen verboten.

So überspannt solche Redensarten uns heute vorkommen, entsprachen sie doch zu jener Zeit dem Bedürfnis breitester Schichten, den Gefühlen eines Volkes, das die Demütigungen der Niederlage nicht verwinden konnte. Kooperation mit dem Sieger war verpönt. Das Verdikt traf mit besonderer Schärfe Frauen, die mit farbigen Soldaten intim wurden, auch wenn Not sie dazu zwang. Solchen Verbindungen sind ungefähr 500 Kinder entsprungen, denen mit der gleichen Feindseligkeit begegnet wurde wie ihren Müttern. Ihre Existenz verletzte das überhitzte Nationalgefühl. Deportation in Länder mit farbiger Bevölkerung wurde ebenso erwogen, wie ihre Sterilisierung (1927 in einem bayerischen Staatsministerium) zwecks *„Reinerhaltung der Rasse im besetzten Gebiet von farbigem Blut"*.

Pommerin hält diese Vorschläge für ernst und urteilt: *„Die farbigen Kinder verdanken ihre Schonung innerhalb der Weimarer Republik ... außenpolitischen Rücksichtnahmen."* Die Nationalsozialisten ließen die *„Mischlingskinder"* gleich nach der Machtergreifung, drei Monate vor der Verkündung des Erbgesundheitsgesetzes, *„erfassen"*, ließen sich aber dann doch vom Auswärtigen Amt überzeugen, daß farbige Völker durch deren Sterilisierung aus rassischen Gründen beleidigt werden könnten. Der danach unternommene Versuch, die Kinder in *„großzügiger"* Auslegung des Erbgesundheitsgesetzes mit eugenischer Indikation der Sterilisierung zuzuführen, gelang nur in wenigen Fällen. Erst als dem Regime außenpolitische Rücksichtnahme nicht mehr notwendig erschien, wurde 1937 von einer *„Sonderkommission"* ihre Sterilisierung erzwungen.

Eugenik versus Rassenideologie

Die Nationalsozialisten haben die Verfemung, Verfolgung und schließlich weitgehende Vernichtung der Juden penetrant rassenideologisch begründet. Die Masse der Bevölkerung hat diese Erklärung nicht aufgenommen; ihr genügten tradierte antisemitische Parolen zum Verstehen der Geschehnisse und zur Entschuldigung der eigenen Indolenz. Notabeln der alten Hierarchie wollten rationale Argumente dagegen setzen. Pommerins Beschreibung der Umstände der Sterilisierung der Kinder farbiger Besatzungssoldaten bezeugt die Diskrepanz zwischen dem Geltungsanspruch der Rassenideologie und ihrer reservierten Aufnahme in der Oberschicht.

In den wegen jener Kinder gepflogenen Verhandlungen äußerte ein hoher Beamter des Reichsministeriums des Innern im Juli 1934, der Begriff *„arische Abstammung"* sei lediglich eine allgemein verständliche Bezeichnung für nicht-jüdische Menschen. Am 15. November 1934 meinte ein Vertreter des nämlichen Ministeriums, es solle in der Gesetzgebung an die Stelle des Begriffs *„nicht-arisch"* der Begriff *„jüdisch"* gesetzt werden, statt *„arisch"* solle es *„nicht-jüdisch"* heißen, weil die Rassengesetzgebung ursprünglich nur die Juden treffen sollte und weil der Begriff auch wissenschaftlich umstritten sei.

Anders lautete es in der Sitzung der Arbeitsgruppe II des Sachverständigenbeirats für Bevölkerungs- und Rassenpolitik am 11. März 1935, in der Dr. Groß, der Leiter des Rassenpolitischen Amtes der NSDAP, über *„Wege zur Lösung der Bastardfrage"* referierte. Er meinte, *„die Fortpflanzung der Bastardkinder innerhalb des deutschen Siedlungsgebietes"* sei unerwünscht und müsse unterbunden werden. Die Möglichkeit, mittels willkürlich weiter Auslegung der Indikationsliste des Erbgesundheitsgesetzes die Kinder zu sterilisieren, schloß er aus, weil die Kreisärzte und die Gesundheitsbehörden nicht aus entsprechenden Personen bestünden. „*Es ist bedauerlich*", führte er aus, „*daß Deutschland heute noch nicht über den verschwiegenen und zuverlässigen Apparat verfügt, um in solchen Sonderfällen stillschweigend aus völkischem Verantwortungsbewußtsein unbemerkt Rechtsbrüche zu begehen, wie dies in England ohne weiteres denkbar wäre.*" Ein ad hoc-Gesetz hielt Groß für unzweckmäßig, weil ihm ein Werturteil zugrunde liege, welche Rasse erwünscht oder unerwünscht sei; hingegen lasse sich „*das Erbgesundheitsgesetz wissenschaftlich und ethisch in der Welt immerhin noch vertreten*", denn betroffen seien „*nur erwiesen erbkranke Personen ohne Berücksichtigung ihrer sozialen oder rassischen Herkunft*". Würde man jenes ad hoc-Gesetz auf die „*Negerbastarde*" beschränken, erhöben weite Kreise in Deutschland „*mit gewissem Recht*" die Forderung, die „*unerwünschte jüdische Beimischung*" in das Gesetz einzubeziehen, und die bereits heikle Frage der „*mongolischen Rassenbeimischung*" käme erneut zur Diskussion. Führe Deutschland die Sterilisierung aus Rassenprinzipien ein, so propagiere es damit gleichzeitig die Sterilisierung der Nachkommen von Weißen, z. B. in Abessinien, Japan oder China.

Die makabre Auseinandersetzung um die farbigen Besatzungskinder zeigt einen eigensinnig bewahrten kolonialistischen Komplex, der unabhängig war vom mörderischen Judenhaß und der später hervortretenden verächtlichen Anfeindung slawischer Völker.

Abgesehen davon, daß bald nach der „*Machtergreifung*" durch Berufung von Parteileuten in die eugenischen Gremien die „*Gleichschaltung*" vollzogen wurde, kam es auch zu einem Wettlauf eifriger Eugeniker um die Gunst der neuen Herren. Die Eugenik wurde von der Partei vereinnahmt und geriet damit in den Strudel rassistischer Ungereimtheiten und einer Rassenpolitik, der Polen und Russen als „*Unter-*

menschen" * galten, aber polnische Kinder gut genug waren zur „*Eindeutschung*".

Die Vorstellung, das Völkerschicksal sei bestimmt von der Zugehörigkeit zu „*Rassen*", war fast beliebiger Deutung und Ausfüllung anheimgegeben. Fachwissenschaftler hatten dabei wenig zu bestellen. Sogar F. Lenz, sonst mit Schuldzuweisung rasch bei der Hand, hält ihre Einwirkung auf die Rassenpolitik für unbedeutend. Im „*Sachverständigenbeirat*** für Bevölkerungs- und Rassenpolitik*" übertrafen die Politiker die Wissenschaftler mehr noch an Gewicht als an Zahl (Himmler, Darré etc.); daher „*war der Einfluß der Wissenschaft auf die Gestaltung der Bevölkerungs- und Rassenpolitik gering*".

Die Wissenschaftler hätten nicht so sehr eine beratende und mitgestaltende Funktion gehabt als überwiegend der Legitimation der Bevölkerungs- und Rassenpolitik gedient. Unter direkter Beteiligung von Wissenschaftlern sei nur das Erbgesundheitsgesetz zustande gekommen. Gleichwohl bleibe die Tatsache bestehen, daß die Eugenik, indem sie das Individuum auf seine biologische Funktionstüchtigkeit,

---

* Den Begriff hat Hitler vermutlich von Stoddard übernommen: „... *der Mensch unterhalb des Maßes von Befähigung und Anpassungsfähigkeit, ... das die gesellschaftliche Ordnung, in der er lebt, fordert*". Der Bezug auf Sowjetrußland findet sich bereits im Vorwort des Übersetzers: Bolschewismus „*stellt sich dar als die Welt- und Lebensanschauung der Minderwertigen und Entarteten, jener Feinde der Kultur*". Nach Stoddard ist „*minderwertig*" ein Beziehungsbegriff mit der Bedeutung ‚tiefer' und ‚unter' und bezeichnet in diesem Falle Menschen, die unter dem Stand der Kultur oder tiefer stehen. — Die Bedeutung Stoddards für die Hitler'sche „*Weltanschauung*" scheint unterschätzt zu werden.

** Der Sachverständigenbeirat, vom Reichsminister des Innern, Frick, im Juni 1933 berufen, hatte drei Arbeitsgemeinschaften. Zuständig war Ausschuß Nr. I für Finanzen, Steuerpolitik, Statistik, Sozialpolitik und Siedlung, Nr. II für Rassenhygiene und Rassenpolitik, Nr. III für Erziehungs-, Frauen- und Mütterfragen und Fürsorge.

auf *„Menschenmaterial"* für volksgesundheitlich Wünschbares verengte, indem sie die sittlichen Normen — zumindest von der Tendenz her — den *„biologischen Notwendigkeiten"* unterordnete, geistige, für die Zeitgenossen wissenschaftlich legitimierte Voraussetzungen geschaffen habe, die letztlich in den barbarischen Untaten des Nationalsozialismus kulminierten.

Zu widersprechen ist dieser Feststellung schwerlich, doch bedarf sie der Ergänzung durch zwei Gesichtspunkte: Jene Denkweise war keineswegs auf Deutschland beschränkt und sie beruhte auf einem hohen Ansehen der Naturwissenschaft, das zur Popularisierung ihrer Ergebnisse und damit auch zu unwissenschaftlicher, spekulativer Ausdeutung verführte. *„Der Nationalsozialismus spiegelte dem Volke vor, seine rassenpolitischen Ziele hätten in der Erbbiologie ein gediegenes wissenschaftliches Fundament; man fiel auf die Propaganda für eine Pseudowissenschaft herein, und als 1945 das Ende der Irrlehre kam, war man wieder zu leicht geneigt, mit den nationalsozialistischen Gesetzen auch die Erbgesetze über Bord zu werfen."* Man ist geneigt, das von Nachtsheim vor 35 Jahren gesprochene Urteil über die Sterilisierungseugenik des Dritten Reiches als Endpunkt zu nehmen. Danach hätte sie eigentlich nur noch historisches Interesse beanspruchen dürfen. Doch Gefühlsäußerungen sprengen nach wie vor diese Grenze.

Wiedergutmachung

Jene Feststellung des amerikanischen Militärtribunals vom 2. Juli 1947 hat fast ein Menschenalter hindurch das Verhalten der politischen Parteien in der Eugenikfrage bestimmt. Zwar hätte keine Partei sich bereit gefunden, Zwangssterilisierungen für rechtens zu erklären, doch vermieden sie, sobald sie regierten, das EGG als nationalsozialistisches Unrecht einzustufen. Auch die sozialliberale Koalitionsregierung hat, als sie 1979 daran ging, die Zwangssterilisierten zu entschädigen, diesen Schritt nicht getan, weil er einen klaren Rechtsanspruch nach sich gezogen hätte. Stattdessen richtete sie einen Härtefonds nach dem Kriegsfolgerecht ein, aus dem einmalige Entschädigungen in Höhe von 1500 DM an Zwangssterilisierte geleistet werden sollten. Der einschlägige Erlaß wurde seinerzeit nicht veröffentlicht, Antragsberechtigte u. a. von Organen der SPD verständigt. Da viele der Betroffenen es aus Scham noch nicht einmal gewagt hätten, diese *„symbolische"* Entschädigung zu beantragen, forderten 1986 die Bundestagsabgeordneten Waltemathe (SPD) und Ströbele (Die Grünen) die Nichtigkeitserklärung des EGG als nationalsozialistisches Unrecht sowie reguläre Entschädigung nach dem Kriegsfolgerecht. Dieser Forderung hat sich die Konferenz der Fraktionsvorsitzenden der SPD in Bund und Ländern im April 1986 nicht angeschlossen. (Sie geht wohl zurück auf das Eintreten des Anstaltspsychiaters Dörner für die *„psychiatrisch Verfolgten, die man aufgrund der Rassenideologie natürlich ohne weiteres auch zu den rassisch Ver-*

folgten rechnen kann".) Die Initiative der beiden Parlamentarier führte aber zu einer Anhörung des Innenausschusses des Bundestags, die im Juni 1987 stattfand*. Die vorab eingeholten schriftlichen Voten der eingeladenen Experten spiegeln den gegenwärtigen Stand der Diskussion. Dörner bezeichnete das EGG als NS-Grundgesetz, *„alle anderen Vernichtungsprogramme bauten darauf auf"*. Die Vorsitzende des *„Bundes der Euthanasie-Geschädigten und Zwangssterilisierten"* forderte Berentung wegen *„eindeutige*(r) *Schäden der Verstümmelung"* und *„Isolation und laufende*(r) *Beobachtung während der Nazi-Gewaltherrschaft". „Die freie Lebensentwicklung war durch Berufsverbote, eine freie Partnerwahl war mit Gefängnisstrafe für uns untersagt ... Die physischen und psychischen Schäden in den vielen Jahren konnten auch keine Bedeutung finden ..."* Der Bevollmächtigte der EKD meinte, daß *„die nationalsozialistische Erbgesundheitsgesetzgebung, ihre Handhabung und die nationalsozialistische Gesamtpolitik einen unauflösbaren Zusammenhang bilden; Opfer der nationalsozialistischen Erbgesundheitsgesetzgebung sind Opfer einer verwerflichen politischen Praxis."* Die Anstaltsleitung der v. Bodelschwingh'schen Anstalten sah die Bemühungen um Gerechtigkeit für die Zwangssterilisierten als *„einen Akt der Anerkennung und der Verarbeitung von Schuld, die unser Volk gegenüber seinen kranken und behinderten Mitbürgern auf sich geladen hat. Dies ist auch uns in Bethel nicht immer so deutlich gewesen. Je mehr wir uns aber mit den Hintergründen des Gesetzes zur Verhütung erbkranken Nachwuchses und mit der sogenannten Euthanasie-*

---

* Am 30. November 1987 hat der Innenausschuß dem Deutschen Bundestag empfohlen, eine *„Ergänzung der bestehenden Leistungen an Zwangssterilisierte durch Gewährung laufender Beihilfen an solche Betroffenen"* zu beschließen, *„die als Folge der Sterilisation einen nachhaltigen Gesundheitsschaden erlitten haben"*.

Aktion beschäftigen, desto deutlicher wird uns, daß diese Vorgänge mit Hilfe einer irregeleiteten Wissenschaft ... geplant und durchgeführt wurden." (Die vereinigten Vorstände der v. Bodelschwingh'schen Anstalten hatten bereits 1985 beschlossen, alle Bemühungen zu unterstützen, den Opfern der Zwangssterilisation Gerechtigkeit widerfahren zu lassen, den Unrechtscharakter des Erbgesundheitsgesetzes und die Sterilisation als Verfolgung anzuerkennen.)

In entschiedenem Gegensatz zu dieser Mehrheit verharrte der Mainzer Rechtslehrer Hanack auf Feststellungen und Ansichten, die er bereits 1961 in einem dem Bundesfinanzministerium erstatteten Gutachten dargelegt hatte: Hitler habe in „*Mein Kampf*" die zwangsweise Unfruchtbarmachung „*mit einer Begründung gefordert, die sich kaum von der anderen, auch ernsthafter theologischer und medizinischer Autoren unterschied ...*". Das EGG stehe zwar in engem Zusammenhang mit nationalsozialistischem Gedankengut, „*mindestens ebenso eng ist aber sein Zusammenhang mit einer weltweiten und von hohem sittlichen Ernst getragenen eugenischen Bewegung, die als solche nichts mit dem Nationalsozialismus zu tun hat.*" Er beruft sich dazu auf den Schweizer Böckli (1954), dessen Vergleich der deutschen mit der amerikanischen Gesetzgebung „*zu der überraschenden Feststellung einer weitgehenden Übereinstimmung in der Argumentation*" führe. Nichts spreche dafür, daß die Rechtsprechung der Erbgesundheitsgerichte die erklärten eugenischen Zwecke für andere Ziele mißbraucht hätte.

In der mündlichen Anhörung dieser Sachverständigen traten die Gegensätze scharf zutage. Dörner (Psychiater und Historiker) bestritt eine vom EGG gesetzte Grenze der „*Erbgesundheitspflege*"; mit diesem hätten die Nationalsozialisten auch die Endlösung der „*sozialen Frage*" bezweckt. Sie hätten Menschen sterilisieren wollen, „*bei denen das vermutete ... Erbleiden sich nicht zeigte, also die sogenannten*

Erbträger". Die Aufklärung des verderblichen Charakters der nationalsozialistischen Eugenik sei lange Zeit verhindert worden durch Sachverständige, *„die entweder wirklich oder potentiell (!) zum Kreise der Verfolger bzw. der Täter . . . gehört hatten*". Bock (Juristin) sah — insoweit unbestritten — im EGG das erste Gesetz, *„mit dem gleichzeitig Rechtsungleichheit und ein körperlicher Zwangseingriff für Recht erklärt wurden*". Ehrhardt (Gerichtsmediziner) erwiderte: *„Im Gegensatz zur Sterilisation gab es für die Euthanasie keine gesetzliche Grundlage . . . Schon deshalb ist es falsch und irreführend, wenn heute immer wieder Euthanasie und Sterilisation in einem Atemzug als zusammengehörende NS-Verbrechen genannt werden.*" Er erhärtete dieses Votum mit dem Hinweis auf das Urteil des Vorsitzenden Richters einer Kammer für Wiederaufnahmeverfahren in Erbgesundheitssachen, der selbst rassisch verfolgt war: *„Es ist ein Unding, das . . . EGG für die Nazi-Schandtaten auf den Gebieten der Rassenpolitik und Euthanasie verantwortlich zu machen.*"

Hanack hatte schon 1961 geschrieben: *„Durch die (häufig übrigens sehr falschen) Vorstellungen über die Sterilisation während der nationalsozialistischen Herrschaft ist eine sachliche Diskussion . . . noch heute in Deutschland kaum möglich, sondern die Atmosphäre in dem ganzen Fragenkreis noch immer geradezu hoffnungslos verpestet.*"

Emotionalisierung statt Versachlichung

Emotionsfreie Diskussion eugenischer Themen bleibt fernerhin nur ein frommer Wunsch. Vertreter des Fachgebiets, das sich im „*Dritten Reich*" am meisten kompromittiert hat, neigen zu doktrinärer Verhärtung. „*Zu barem Entsetzen*" führte 1985 die Devise einer privaten Stiftung zur Förderung der genetischen Fürsorge: „*Mutet den Nach-uns-kommenden nicht die Pflege derer zu, denen das Leben nicht Glück, sondern Leid ist.*" „*Nach einem langen und mühsamen Prozeß*", so schrieb einer der Entsetzten, „*war 1965 die Eugenik als wissenschaftliche Disziplin auch international verschwunden ... Die heutige Ärztegeneration hat die verbaliter einmalige Chance, das Wiederaufleben der Eugenik, nunmehr als Weltanschauung und politisches Prinzip, zu verhindern.*"

Zahlreiche engagierte Briefe wurden geschrieben, die die deutliche Scheidung von Eugenik und genetischer Beratung betonen und die Entscheidung über das generative Verhalten gänzlich in das Ermessen der Ratsuchenden stellen: „*Wer, wenn nicht der Ratsuchende selbst — will entscheiden, welches Leben lebenswert ist?*" Die Eugenik, die das Erbgut einer Bevölkerung dahingehend verändern wolle, daß genetische Krankheiten seltener auftreten, sei aus dem Gesichtskreis der Humangenetik praktisch verschwunden. „*Jede Festlegung eines eugenischen Ziels würde sich gegen bestimmte Gruppen der Bevölkerung richten, z. B. gegen Menschen mit den verschiedensten Behinderungen, die heute bekanntlich oft in Verbänden organisiert sind und sehr sensibel auf Stigmatisierungen reagieren. Selbst wenn es ein naturwissenschaftlich begründbares eugenisches Ziel gäbe, wäre dessen Durchsetzung in einer offenen Gesellschaft nicht möglich."* Der Stifter dürfe nicht den Eindruck erwecken, als wisse er, „*welches Leben lebenswert ist*".

Ein anderer namhafter Humangenetiker, jener Stiftung keineswegs ablehnend gegenüberstehend, schloß sich der Kritik an, weil man auf die in Teilen der Öffentlichkeit aufgrund der Mißbräuche in der Zeit des Nationalsozialismus noch bestehenden Empfindlichkeiten Rücksicht nehmen müsse, was den Stifter zur Feststellung veranlaßte, das Wort „*Eugenik*" sei nicht nur wegen der heute weit verbreiteten Allergie dagegen in den Äußerungen seiner Stiftung nirgends benutzt worden. Die Durchführung der genetischen Vorsorge unterliege der jeweils gültigen staatlichen Vorschrift „*und vor allem den persönlichen Anschauungen der Humangenetiker und Ärzte. Diese werden eine breites Spektrum verschiedenster Einstellungen von Person zu Person, von Fall zu Fall und auch ebenso im Wandel der Zeiten und ihrer Erkenntnisse haben. Jede dieser Einstellungen wird mit Recht für sich in Anspruch nehmen, verantwortungsbewußt zu sein. Dieser Meinungsvielfalt sollte entsprechend unseren freiheitlichen Idealen auch Raum gelassen werden. ... Wenn ... menschliche Eigenschaften den Gesetzen der Evolution unterliegen, so sind die Gesetze vieler Kulturstaaten und die Gedanken eines Professor Nachtsheim und anderer in ihren Sorgen um die Weitergabe von Leid und Unglück verursachenden Eigenschaften ebenso berechtigt und verantwortungsbewußt, wie die Gedanken derer, die ... eine Einflußnahme auf das Befinden kommender Menschen ablehnen. Richtig sind vielleicht beide Standpunkte, wenn sie nicht bis ins Extrem fanatisch vertreten werden... Vielleicht sollte auch versucht werden, das*

Erleben eines jahrzehntelang praktisch tätigen Arztes zu verstehen, ... Er erlebte l e b e n s l a n g e s Leid und Benachteiligung Einzelner, ganzer Familien und auch der Gemeinschaft ... Auch die Einstellung der Bevölkerung gegenüber vermeidbarer genetischer Krankheit oder Benachteiligung ist nicht so, daß dies kritiklos als unabwendbar hingenommen wird. Der Wunsch nach wirksamer Vorsorge wird deutlich zum Ausdruck gebracht."*

---

* W. Lenz (1984) meint, die prinzipielle Ablehnung von eugenischen Maßnahmen könne auch daran liegen, „*daß wir realistische Schilderungen der Extremfälle von Schwachsinn und körperlichem Verfall zu vermeiden und oft durch leere, aber unwahrhaftige Umschreibungen zu ersetzen gelernt haben, so daß der medizinische Laie gar keine rechte Vorstellung hat, worum es eigentlich geht.*"

Neo-Eugenik?

Seit das generative Verhalten nicht mehr von sozialen Normen gesteuert und ganz dem individuellen Ermessen anheimgestellt wird, ist — wenigstens in westlichen demokratischen Gesellschaften — von der Obrigkeit verordnete unmittelbare Eugenik undenkbar. Mittelbare Eugenik mit schichtenspezifischen Effekten gilt als unvereinbar mit dem Prinzip der sozialen Gerechtigkeit und dem Gleichheitsgebot der Verfassung. Keine Volkspartei würde es wagen dürfen, diesen Grundkonsens aufzugeben. Ob es immer dabei bleiben wird, ist eine offene Frage. Es ist erstaunlich, wie Ideen, die einst in Blüte gestanden, dann aber in Verruf gekommen waren, wieder hervorgeholt werden, wenn sie neuen Nutzen versprechen und der gerade waltende Zeitgeist ihnen nicht geradezu entgegensteht. Manchmal ist die alte Idee zwar tabuisiert, aber gleichwohl weiter in Gebrauch. Wer glaubt, die Eugenik sei 1945 gänzlich abgeschafft worden, verschließt seine Augen vor der Tatsache, daß in unserem Land alljährlich Tausende Ungeborener aus eugenischer Indikation getötet werden. Die Bereitschaft, aus Nützlichkeitserwägungen heraus zu töten, scheint allgegenwärtig zu sein. Dies sollten wir bedenken, wenn sich vor unseren Augen eine neue Eugenik etabliert, deren Ziele nicht mehr von Eugenikern und Politikern, sondern von den präsumtiven Eltern bestimmt werden. Deren Entscheidungen summieren sich schließlich zu einem kollektiven Einverständnis, dessen Resultate sich von staatlich verordneter Eugenik zumindest quantitativ nicht unterscheiden.

Die gegenwärtige rasante Entwicklung der pränatalen genetischen Diagnostik liefert die Kriterien; die daraus resultierenden Entscheidungen werden durch Abtreibung* realisiert. Wie diese neue Eugenik sich ausbreiten wird, hängt ab von den Fortschritten der Humangenetik und deren Umsetzung in eugenische Handlungsanweisungen. Sache der Politik ist es, diese zu gegebener Zeit gesetzlich zu normieren. Die Tendenz, der sie dabei folgen könnte, läßt der Bericht erkennen, den die Benda-Kommission unlängst zur Frage des gezielten Gen-Transfers in die menschliche Keimbahn erstattet hat: *„Die Grenze zwischen Therapie und eugenischen Maßnahmen ist schwer definierbar. Jede Abweichung von einer Norm, die letztlich willkürlich bestimmt wird, kann sinnvollerweise nicht für die Ausfüllung des Krankheitsbegriffes maßgebend sein. Seine je einmalige Individualität wie seine Unvollkommenheit gehören zum Wesen des Menschen. Ihn an seiner vermeintlich richtigen Norm zu messen und genetisch auf diese Norm hin zu manipulieren, würde zugleich auch dem Menschenbild des Grundgesetzes widersprechen und den Menschen zutiefst in seiner Würde verletzen."*

Solcher Grenzziehung wird keiner widersprechen, solange er die Gefahr sieht, selbst *„manipuliert"* zu werden; doch ob er auch bereit sein wird, sie seinen persönlichen Entscheidungen zugrunde zu legen, steht auf einem anderen Blatt.

Privatklagen lassen bereits erahnen, welche Weiterungen sich aus der neuen Eugenik ergeben können. In den USA haben mißgebildete Kinder Ärzte verklagt, die schuldhaft unterlassen hätten, die Schwangerschaft zu unterbrechen, der sie ihr Leben verdanken. Denn ein Kind habe ein Recht (!)

* Dieser Weg war vom Erbgesundheitsgesetz nicht freigegeben. Vereinzelte Versuche, das Gesetz zu umgehen, wurden von der Evangelischen Kirche angeprangert.

auf ein körperlich und geistig gesundes Leben. Derartigen Klagen waren bereits Teilerfolge beschieden. Noch ist es in unserem Land nicht ganz so weit. Als unlängst in Detmold eine Mutter für ihr mongoloides Kind gegen Ärzte klagte, die den indizierten Schwangerschaftsabbruch versäumt hätten, wurde sie vom Gericht abgewiesen. Würde derartigen Klagen prinzipiell stattgegeben, könnte — so wurde in den USA befürchtet — sich daraus eine Verpflichtung potentieller Eltern entwickeln, sicherzustellen, daß ihnen kein krankes oder abnormes Kind geboren werde; so könnte schließlich ein neues eugenisches Wertesystem entstehen mit den Kategorien „*wrongfully*" und „*rightfully born*".

Diese Erwägung war bereits ein Verhandlungsthema der Deutschen Sektion der Gesellschaft für psychosomatische Gynäkologie. Die FAZ hat seinerzeit darüber berichtet unter dem Titel: „*Erwünscht sind nur noch gesunde und schöne Kinder.*" Sie schloß den Artikel mit der Feststellung, man könne sich kaum des Eindrucks erwehren, daß inzwischen fast alles zur Disposition stehe.

Noch war das Detmolder Gericht in der glücklichen Lage, dem Schadensersatzbegehren eines mongoloiden Kindes eine Entscheidung des Bundesgerichtshofes entgegenstellen zu können, daß ein Mensch sein Leben so hinzunehmen habe, wie es von der Natur gestaltet sei. Doch gerade eben dies glauben viele Menschen heute ablehnen zu dürfen. Gemäß ihrem eigenen Fürguthalten fordern sie die Entscheidungsfreiheit über Leben und Tod des Ungeborenen.

Wie lange noch wird die Rechtsprechung einem ausgebreiteten Anspruch auf angeborene körperliche und geistige Vollkommenheit* widerstehen können? Entwickelt

* W. Lenz (1984) sieht in zunehmendem, fast erschreckendem Umfang die Möglichkeit, schließlich jede Erbkrankheit pränatal zu diagnostizieren und „*wenn die Mutter ihr Kind als lebensunwert ablehnt, die Schwangerschaft*

sich daraus ein verbrieftes Recht? Dann wäre eine neue Eugenik etabliert, deren Rigorosität das Erbgesundheitsgesetz von 1933 in den Schatten stellt, denn *„pränatale Diagnostik zielt... eindeutig auf die Entscheidung über Leben und Tod des zu erwartenden Kindes — jede Beschönigung dieses Tatbestandes ist ein Ausweichen vor Konflikten"* (Schröder-Kurth).

Die Analyse des menschlichen Genoms mag noch lange schwierig und kostspielig bleiben. Bisher nur auf die Erkennung krankmachender Anlagen gerichtet, kann sie der Erzeugung schwerkranker Nachkommen vorbeugen, aber auch dem Untersuchten, zum Beispiel im Falle des erblichen Veitstanzes, ein schreckliches Los offenbaren: Segen und Fluch untrennbar vereint. Wäre sie eines Tages breit anwendbar, könnte sie das Erbgefüge der Bevölkerung schneller und nachhaltiger verändern, als die vielberedete Genmanipulation, für die sich noch keine praktikable Methode abzeichnet.

Es sind Möglichkeiten, die sich eröffnen — nicht mehr. Man wird gut daran tun, beim Durchdenken ihrer Probleme nicht zu vergessen, daß die Menschen nie etwas ungenutzt ließen, von dem sie meinten, es nütze ihnen. War es vor einem halben Jahrhundert die Sterilisierungs-Eugenik, die — keineswegs nur in Deutschland! — unberührt von ethischen Bedenken praktiziert wurde, so könnte auch eine auf die Fortschritte der Humangenetik gegründete Neo-Eugenik sich ethischen Bedenken verweigern.

Die Frage nach der Wertsetzung, die die alte Eugenik vernachlässigt hat, sollte einer möglichen neuen Eugenik rechtzeitig gestellt werden.

---

abzubrechen". Ende 1985 waren bereits 40 rezessiv vererbte Krankheiten pränatal diagnostizierbar. In extrakorporal befruchteten Eizellen ist bereits innerhalb vier bis acht Tagen das Geschlecht des Kindes bestimmbar. (Bei natürlicher Schwangerschaft in der siebten bis elften Schwangerschaftswoche.)

Genom-Analysen nur für präventivmedizinische Zwecke zu gestatten, wird sich kaum durchhalten lassen, ebenso Vorschriften, die die pränatale Diagnostik bremsen oder ihre Umsetzung in die Praxis behindern sollen. Schließlich wird sich eine umfassende gesetzliche Regelung nicht umgehen lassen, es sei denn, man wolle dem werdenden Leben auch den letzten Schutz entziehen. In der Sowjetunion scheint man bereits an Gesetze zu denken, die der neuen Eugenik ein weites Feld eröffnen, vielleicht aber auch notwendige Grenzen ziehen. Am 10. Dezember 1986 meldete „dpa": *„Angesichts der zunehmenden Zahl nervenkranker Kinder in der Sowjetunion hat jetzt das Gesundheitsministerium der Russischen Föderations-Republik (RSFSR) Gesetze zur medizinischen Kontrolle aller jungen Paare vor der Eheschließung verlangt. Die Gesundheitsbehörde habe beim Justizministerium beantragt, die jungen Eheleute künftig einer ‚vollständigen medizinischen Untersuchung und einer genetischen Beratung' zu unterwerfen. Für Alkoholikerinnen und drogensüchtige Frauen solle die Schwangerschaftsverhütung zur Pflicht gemacht werden, hieß es ferner."*

Unsere Vergangenheit muß aufgearbeitet werden. Doch damit ist es nicht getan. Eugenik — im weitesten Sinne — war von jeher ein Ziel menschlichen Strebens und wird es wohl auch bleiben. Solange die Erfahrungen der nationalsozialistischen Gewaltherrschaft schrecken, wird man — nicht nur in Deutschland — von Zwangsmaßnahmen absehen. Wie aber, wenn die Erinnerung verblaßt? Wo werden dann die Grenzen von Anspruch und Gewalt des Staates liegen?

Literaturnachweise

Becker, P. E., „*Deutsches Ärzteblatt*" 68, 1971, 1707

Bock, G., Zwangssterilisation im Nationalsozialismus: Studien zur Rassenpolitik und Frauenpolitik (Schriftenreihe des Zentr. Inst. soz.-wiss. Forschung an der FU Berlin) Opladen 1986

Boeters, G., „*Zentralblatt für Medizinalbeamte und Krankenhausärzte*" 38, 1925, 336

— Korresp.-Blatt d. Ärztl. Kreisvereinigungen im Kg. Reich Sachsen 96, 1925

— „*Der Kassenarzt*" 3, 1926, H.5,6; H 17/18; H.19/20,4

Brücks, A. und Ch. Rothmaler, Beitrag in Ebbinghaus, A.

Bundesministerium der Justiz (Hrsg.), Gutachten und Stellungnahmen zu Fragen der Strafrechtsreform mit ärztlichem Einschlag, Bonn 1958

Bundestagsdrucksache VI/3434, Entwurf eines 5. Gesetzes zur Reform des Strafrechts, Auszug in MMG 7, 1982, 76

Conrad-Martius, H., Utopien der Menschenzüchtung. Der Sozialdarwinismus und seine Folgen, München 1955

Dietl, H.-M. (Hrsg.), Eugenik. Entstehung und gesellschaftliche Bedingtheit. Bd. 22 der Reihe „*Medizin und Gesellschaft*", Jena 1984

Dörner, K., Gestern minderwertig — heute gleichwertig, Gütersloh, 1985

Ebbinghaus, A. und zwei Mitarbeiter, Heilen und Vernichten im Mustergau Hamburg, Hbg. 1984

Ehrhardt, H. E., Beitr. in Gruhle, H. W. (Hrsg.): Psychiatrie in der Gegenwart, Bd. III, Bln. 1961

Friedrichsen, G., Frankf. Allg. Ztg. v. 3.4.1985

Frolow, I.T. und S.A. Pastusny, Beitrag in Dietl, Eugenik etc.

Gaup, R., Die Unfruchtbarmachung geistig und sittlich Kranker und Minderwertiger, Bln. 1925

Goldschmidt, R., Zitat nach Nachtsheim, 1966

Goldstein, K., Über Rassenhygiene, Bln. 1913

Grotjahn, A., Die Hygiene der menschlichen Fortpflanzung, Bln.-Wien, 1926

— Erlebtes und Erstrebtes. Erinnerungen eines sozialistischen Arztes, Bln. 1932

Hamburger, , Zitat nach Grotjahn, 1926

Harmsen, H., „*Die Innere Mission im evg. Deutschland*" 26, 1931, 366

— „*Gesundheitsfürsorge*" 6, 1932, 41

— Gegenwartsprobleme unseres Gesundheitswesens. Zusammenfassungen von Amtsarztarbeiten, gefertigt an der Akademie für Staatsmedizin in Hamburg, Bd. I-III, 1946-1956. Umdruck der Akademie für Staatsmedizin, o. J. Darin sieben einschlägige Referate.

— „*Gesundheitsfürsorge*" 17, 1967, 21

His, W., Die natürliche Ungleichheit des Menschen. Rektoratsrede in Berlin, 1928, Privatdruck

Horn, E., „*Zeitschrift für Rechtspolitik*" 16, 1983, 265

Kraemer, R., Kritik der Eugenik. Vom Standpunkt der Betroffenen, Berlin 1933

Labisch, A. und F. Tennstedt, Der Weg zum „*Gesetz über die Vereinheitlichung des Gesundheitswesens*" vom 3. Juli 1934. Schriftenreihe der Akademie für das öffentliche Gesundheitswesen in Düsseldorf, Bd. 13, I und II. Düsseldorf 1985

Landesgesundheitsrat, Preußischer, Die Eugenik im Dienste der Volksgesundheit. Bericht über die Sitzung des Preußischen Landesgesundheitsrates am 2. Juli 1932. Veröffentlichungen aus dem Gebiet der Medizinalverwaltung XXXVIII, 5. H., Berlin 1932

Laubmann, P., Leserbrief in der Frankfurter Allgemeinen Zeitung v. 30.4.1985

Lenz, F., „*Eugenik*" 3, 1933, H.4

Lenz, K., Die Bevölkerungswissenschaft im Dritten Reich. H. 35 der „*Materialien zur Bevölkerungswissenschaft*", hrsg. vom Bundesinstitut für Bevölkerungswissenschaft, Wiesbaden 1983

Lenz, W., Beitrag in: Hammerstein, W. und W. Lisch (Hrsg.): Ophthalmologische Genetik. Symposium der Deutschen Ophthalmologischen Gesellschaft vom 30./31. März 1984, Stuttgart 1985

— Beitrag in: Tuchmann, H. et al. (Hrsg.): Malformations, Tumeurs et Défauts mentaux, Mailand 1972

Löbsack, T., „*Die Zeit*" v. 16.9.1966

Luxemburger, H., „*Eugenik*" 3, 1933, H. 4

Mantey, A., „*Ärztliche Mitteilungen*" 46, 1961, 397

Mayer, J., Gesetzliche Unfruchtbarmachung Geisteskranker. Freiburg/Brsg. 1927

Meyer, W., Zur Auseinandersetzung mit dem Rassismus. Mskr. (Anschrift des Verfassers: Bergisch-Gladbach 2, Klutstein 35 b)

Michalke, P., „*Der Kassenarzt*", Jg. 1984, Ausg. v. 24.7.1984

Nachtsheim, H., Für und Wider die Sterilisierung aus eugenischer Indikation, Stuttgart 1952

— *„Ärztliche Mitteilungen"* 47/59, 1962, 2515

— *„Bundesgesundheitsblatt"* 6, 1963, 277

— *„Deutsches Ärzteblatt"* 60, 1963, 1374

— *„Fortschritte der Medizin"* 81, 1963, 711

— *„Forschung, Praxis, Fortbildung"* 17, 1966, H. 1

— Eugenik. Beitrag in: Federhen, L. (Hrsg.): Der Arzt des öffentlichen Gesundheitsdienstes, Stuttgart 1967

Novak, K.: Euthanasie und Sterilisierung im *„Dritten Reich"*: Die Konfrontation der evangelischen und katholischen Kirche mit dem *„Gesetz zur Verhütung erbkranken Nachwuchses"* und der *„Euthanasie-Aktion"*, Göttingen 1977

Petersen, P. und W. Heidenreich, *„Deutsches Ärzteblatt"* 83, 1986, 239

Pfeiffer, R. A., *„Therapiewoche"* 36, 1986, 2900-2903

Ploetz, A., Grundlinien einer Rassenhygiene. Theil I: Die Tüchtigkeit unserer Rasse und der Schutz der Schwachen. Ein Versuch über Rassenhygiene und ihr Verhältnis zu den humanen Idealen, besonders zum Sozialismus, Berlin 1895

— Vierteljahrsschrift f. wissenschaftl. Philosophie, 19, 1895

— Vierteljahrsschrift f. öffentl. Gesundheitspflege, 1910

— Beitr. in: *„Kultur der Gegenwart" III. 5. Bd. „Anthropologie"*. Leipzig 1923.

— Verh. d. 5. Intern. Kongr. f. Vererbungswissenschaft. Bln. 1927, Bd. I. Leipzig 1928.

Pommerin, R., Sterilisierung der Rheinlandbastarde. Das Schicksal einer farbigen deutschen Minderheit 1918-1937, Düsseldorf 1979

Schade, H., *„Prophylaxe"* 6, 1967, 205

Schallmayer, W., Vererbung und Auslese. 4. Aufl., Jena 1920

Schmacke, N. und Güse, H. G., Zwangssterilisiert, verleugnet, vergessen. Zur Geschichte der nationalsozialistischen Rassenhygiene am Beispiel Bremen, Bremen 1984

Schneck, P., Beitrag in: Dietl

Schröder-Kurth, T., zitiert nach Kerner, Ch., *„Die Zeit"* v. 1.11.1985

Sporken, P., *„Öffentliches Gesundheitswesen"* 39, 1977, 439

Straaß, G., Zwischen genetischer Katastrophe und Übermensch, nl. konkret 42, Berlin 1979

Stürzbecher, M., *„Öffentliches Gesundheitswesen"* 36, 1974, 350

Thudichum, F., Über unzulässisge Beschränkungen des Rechts der Verehelichung, Tübingen 1866

Überlaa, K., Beitrag in: Herder-Dorneich, P.: Vorsorge zwischen Versorgungsstaat und Selbstbestimmung, Stuttgart 1982

Vogel, F., Lehrbuch der allgemeinen Humangenetik, Berlin-Stuttgart-Heidelberg 1961

Wang Yianming, *„Zeitschrift für Bevölkerungswissenschaft"* 11, 1/1985, 33

Weindling, P., Annals of Science 42, 303

Weiss, V., *„Sächsische Heimatblätter"* 27, 1981, H.1

— *„Archivmitteilungen"* 31, 1981, H.1

Witkowski, R., Beitrag in: Biologie und Schule, Nr. 30a, Berlin (Ost) 1981

Wösner, H., *„Deutsches Ärzteblatt"* 60, 1963, 788

World Health Organisation, Technical Report, Ser. 1964, 282. Autorisierte Übersetzung durch Deutsche Zentrale für Volksgesundheitspflege (Hrsg.): Die Humangenetik und das Öffentliche Gesundheitswesen, Hamburg 1965

Zerbin-Rüdin, E., *„Ärztliche Mitteilungen"* 45, 1960, 2198

— *„Ärztliche Mitteilungen"* 46, 1961, 397

— *„Ärztliche Praxis"* 25, 1973, 3589

— *„Ärztliche Praxis"* 25, 1973, 3649

Personenverzeichnis